高血压
居家调养 保健百科

主编　田建华（主任医师，中国心血管疾病专业委员会委员）
　　　张　伟（主任医师，副主任药师，硕士研究生导师）

U0353214

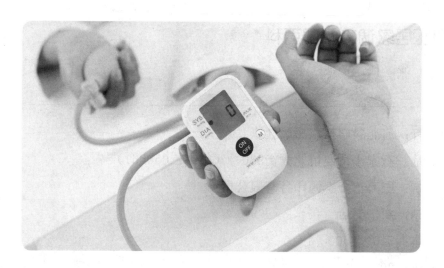

河北科学技术出版社
·石家庄·

主编：田建华　张　伟

编委：张仲源　王达亮　土荣华　凌　云　宋璐璐

　　　贾民勇　周建党　牛林敬　易　磊　李　婷

图书在版编目（CIP）数据

高血压居家调养保健百科 / 田建华，张伟主编

．--石家庄：河北科学技术出版社，2012.12（2020.11重印）

ISBN 978 - 7 - 5375 - 5656 - 9

Ⅰ．①高… Ⅱ．①田… ②张… Ⅲ．①高血压-防治

Ⅳ．①R544.1

中国版本图书馆CIP数据核字(2012)第312030号

高血压居家调养保健百科

田建华　张　伟　主编

出版发行：河北科学技术出版社

地　　址：石家庄市友谊北大街330号（邮编：050061）

印　　刷：三河市金泰源印务有限公司

经　　销：新华书店

开　　本：710×1000　1/16

印　　张：20

字　　数：250千字

版　　次：2013年3月第1版

印　　次：2020年11月第2次印刷

定　　价：89.00元

前　言

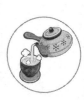

　　高血压被称为危害人类健康的"无声杀手"，最初，它不会轻易让你察觉到身体的明显不适，接着让你被逐渐涌来的头晕耳鸣、头痛发胀、失眠乏力、心悸气促、四肢麻木等所困扰；如果你继续听之任之，不予理会，它往往会更加疯狂地吞噬你的健康，在你的体内编织出一张"病魔温床"，如脑卒中、冠心病、心脏损害、肾脏损害、眼底损害、性功能障碍、尿毒症等，一大堆致命性疾病将与之裹挟而至。

　　我国是高血压大国，估计全国现患病人数已达2亿，比1991年增加1亿多，高血压发病率呈明显的上升趋势。高血压危害远不止高血压本身，它还是脑卒中、心肌梗死、心力衰竭及慢性肾脏病的重要危险因素，脑卒中的50%～60%，心肌梗死的40%～50%的发生与血压升高有关。高血压每年在全球造成的死亡超过700万例，已成为人类居主导地位的死亡风险因素。作为发病率最高的心血管疾病之一，高血压已经构成了我国社会的沉重负担。而控制高血压是降低心脑血管疾病

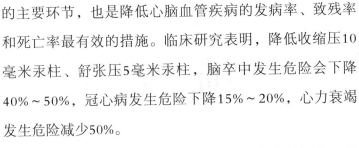

的主要环节，也是降低心脑血管疾病的发病率、致残率和死亡率最有效的措施。临床研究表明，降低收缩压10毫米汞柱、舒张压5毫米汞柱，脑卒中发生危险会下降40%～50%，冠心病发生危险下降15%～20%，心力衰竭发生危险减少50%。

为了帮助广大高血压患者早日摆脱病魔的困扰，能够充满活力地投身于工作、学习和生活中，我们组织有关专家精心编写了这本《高血压居家调养保健百科》。本书以实用性为目的，本着科学严谨的态度，采用通俗易懂的语言，从高血压的症状、病因、危害、分型、求医问药、误区、检查、预防、治疗等多方面指导高血压患者从一点一滴做起，掌握高血压防治的"宜"与"忌"。文中还具体介绍了食养食疗、运动降压、刮痧拔罐、针灸按摩、日常保健、科学用药等疗法。不仅内容丰富，涉及面广，实用性也很强。

最后，希望本书能指引你走出高血压的防治误区，用科学知识作指导，为你及家人筑起一道健康防护墙。

编　者

目　录

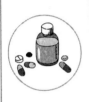

第二章　食养食疗，健康又受用的降压妙法

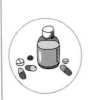

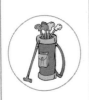

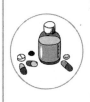

第三章　运动降压，举手投足间的养生智慧

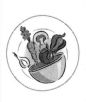
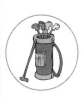

第四章　刮痧拔罐，献给高血压的无价之宝

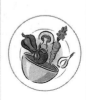

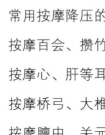

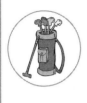

第五章　针灸按摩，神奇但不神秘的降压大法

第六章　日常保健，安享血压平稳的快乐

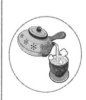

第七章　科学用药，中西合璧疗效好

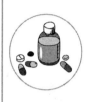

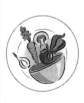

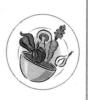

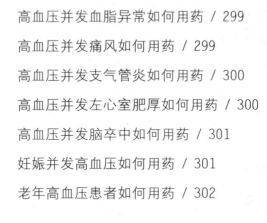

第一章

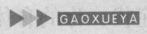

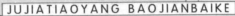

高血压，名副其实的"无声杀手"

　　它被称为人体健康的"无声杀手"，最初，它不会轻易让你察觉到身体的明显不适，接着让你被逐渐涌来的头晕耳鸣、头痛发胀、失眠乏力、心悸气促、四肢麻木等所困扰；如果你继续听之任之，不予理会，它往往会更加疯狂地吞噬你的健康，在你的体内编织出一张"病魔温床"，脑卒中、冠心病、心脏损害、肾脏损害、眼底损害、性功能障碍等，一大堆致命疾病随之袭来……这个杀手就是"高血压"。因此，要想有效防治高血压，我们就需要真正地了解高血压，揭开其"庐山真面目"。

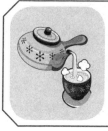

第一节

观症状：你的身体"会说话"

高血压的症状表现多种多样，早期高血压患者仅有轻微的自觉症状，如头痛、头晕、失眠、耳鸣等。随着病情的发展，特别是出现并发症时，症状逐渐增多并明显，如手指麻木和僵硬、走路多时出现下肢疼痛，或出现颈背部肌肉酸痛紧张感。当出现心慌、气促、胸闷、心前区疼痛时表明心脏已受累，出现夜间尿频、多尿、尿液清淡时表明肾脏受累、肾小动脉发生硬化。如果高血压患者突然出现神志不清、呼吸不规则、大小便失禁等提示可能发生脑出血；如果是逐渐出现一侧肢体活动不便、麻木甚至麻痹，应当怀疑是否有脑血栓的形成。高血压以上诸多症状可单独出现，也可合并存在，因此，一定要提高警惕。

 症状一：头痛发胀

头痛是高血压最常见的症状之一，多为持续性钝痛或搏动性胀痛，甚至有炸裂样剧痛。常在早晨睡醒时发生、起床活动及饭后逐渐减轻。头痛的诱发原因多种多样：有时是高血压本身引起的；有时是精神过度紧张、感冒、睡眠不足等引起的；更为严重的是，它还可能是中风的前兆。因此，这时应及时到医院查明病因，不要单纯依靠止痛片进行治疗，以免延误病情。高血压患者的头痛部位、性质及程度与患者的年龄、高血压的不同发展阶段及程度有一定的相关性。

紧张性头痛往往发生在高血压早期，头痛部位多局限于一侧或两侧的前头部及后头部。血压波动在130～140/85～90毫米汞柱的患者，多为青壮年人。这种情况往往由患者长期精神过度紧张，或突然受到强烈的刺激、打击等引起，在血压升高的同时常伴头痛。这类头痛在患者服降压药且血压降至正常时就会明显消失或减轻。

血压波动于140～160/90～100毫米汞柱的患者，其头痛可从颈枕部扩散至前头部、眼眶及太阳穴，头痛多为搏动性痛，常较剧烈，这种头痛多为中老年人。血压波动于160～190/95～120毫米汞柱之间的患者，头痛常为全头痛，多不剧烈，常伴头昏、眩晕、头沉重、耳鸣等，这种头痛以老年人居多。

血压波动在160～190/95～120毫米汞柱之间者经常伴有糖尿病、高脂血症、冠状动脉病变等其他疾病。当患者血压突然上升时，往往出现头痛、意识模糊、全身抽搐、剧烈呕吐、暂时性视力丧失等症状。患者家属这时候一定要引起警惕，这很可能是脑中风的警讯，要马上把患者送至医院。

 症状二：头晕耳鸣

头晕为高血压最常见的症状，呈持续性，而非阵发性，一般不伴随视物旋转，有的为一过性，常在突然下蹲或起立时出现。有的高血压患者还会出现眩晕症状。眩是眼前发黑，晕是指旋转，就像坐在船中，有的还会出现恶心、呕吐的感觉，而且很多人会出现脚下像踩了棉花一下，发飘，头重脚轻。高血压引起的眩晕，女性比男性较多。然而，因高血压引起的眩晕，还不至于严重到身体失去

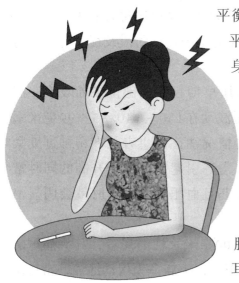

平衡。有时虽为轻度眩晕，却失去平衡感，这种症状若发生在老年人身上并频频出现时，就要特别加以注意，因为这种症状可能是脑卒中的前兆。

耳鸣是很多疾病常见的症状，如贫血、中耳炎、睡眠不足、过度疲劳等，但以上多数为单耳耳鸣。由高血压或脑动脉硬化引起的耳鸣往往发生于双耳，一般声音都比较大，持续时间比较长。

专 家 提 醒

肥胖、打鼾者要警惕高血压。如出现头昏、头痛、颈部发紧，要考虑是高血压的问题了，应及时测定血压。胖人打鼾多易患高血压、高血脂、心脏病。睡眠打鼾是心脏处于紧张状态的表现，是高血压和心脏病的预警信号。

症状三：乏力失眠

乏力是高血压的常见病症之一，这一症状可单独出现或与其他症状合并出现，许多人以为是工作太累造成的，但休息后依旧感到乏力。有些人休息后逐渐耐受高血压就变成无症状性高血压了。

失眠是指入睡困难或早醒、睡眠不实、易惊醒等，导致睡眠不足。高血压患者常有失眠的症状。许多高血压患者有这样的感受，睡眠好的情况下血压稳定，失眠时则血压升高；也有些人因为工作或夜间玩耍、几夜不睡、头昏脑胀，几天后再测量血压发现血压升高。因此，高血压患者一定要保证充足的睡眠。

 症状四：心悸气促

有些人会感觉自觉的心跳，中医管它叫心悸，正常人的心都在跳，但是你感觉不到，不正常的情况下，会感觉到心跳，而且这种心跳，有时候会出现心率的紊乱。有些人会出现早搏，还有些人会出现这种间歇或停跳，所以出现这种情况的时候要监测自己的血压。还有人的表现是气促，就是在心悸发作的时候，会觉得憋气，喘不上气。

心悸和气促的主因是心力衰竭、慢性呼吸衰竭或血管异常及血液的问题。由高血压所引起的心肌肥大、心力衰竭或由冠状动脉粥样硬化所引起的心肌缺血、心肌梗死等，都会使心脏的功能异常。若心力衰竭、血管狭窄或贫血时，稍稍做运动便会有心悸、气促的发生。

此外，有的高血压患者还会出现胸闷现象。胸闷一般见于高血压病史较长的患者，是由于高血压造成心脏负担过重引起，这也表明心脏已经受到影响，是病情严重的表现。

 症状五：四肢麻木

有些人在早上醒来或是偶尔有四肢麻木现象，如觉得手指、脚趾末端或者皮肤有麻木感，或者有蚂蚁走的感觉，手指捏东西不太灵活，或者做一些精细的动作也不太灵便，有的还会觉得半身麻木，出现走路异常现象。当然，能引起肢体麻木的并不只是高血压，所以不能因此就断定是高血压所引起。这种四肢麻木的现象，有时只是短暂的生理现象而已。因高血压引起的四肢麻木并不是单纯的四肢麻木，严重时可出现某一部分的运动障碍，当然也会出现轻微的感觉障碍，但绝非是暂时性的。如果四肢经常出现麻木现象，且持续时间很长，就要去医院检查是否患有高血压及并发症。

症状六：脏器不适

早期病人的临床症状往往不很明显，症状的轻重和血压的高低不成比例。当病情不断发展至中晚期时，则血压增高可趋向于稳定在一定范围，尤其以舒张压增高更为明显。由于全身细小动脉长期反复痉挛以及脂类物质在管壁沉着引起的管壁硬化，可造成心、脑、肾等重要脏器的缺血性病变，由于这些脏器损害及代偿功能的程度不同，除以上早期的一般症状外，还可出现如下一个或几个脏器相应的临床表现。

第一，心脏

血压长期升高，左心室出现代偿性肥厚，当此种高血压性心脏病进一步发展时，可导致左心功能不全，继而出现右心室肥厚和右心功能不全。

第二，肾脏

主要因为肾小动脉硬化，使肾功能逐渐减退，出现多尿、夜尿，尿检时可有少量红细胞、管型、蛋白尿比重减轻。随着病情的不断发展，最终还可导致肾功能衰竭而出现氮质血症或尿毒症。

第三，脑

如脑血管有硬化或间隙性痉挛时，常导致脑组织缺血、缺氧，产生不同程度的头痛、头晕、眼花、肢体麻木或暂时性失语、瘫痪等症状。脑血管在以上的病理基础上，可进一步发展而引起脑卒中，其中以脑出血及脑动脉血栓形成最常见。

第四，眼底

在早期可见眼底视网膜细小动脉痉挛或轻中度硬化，到晚期可有出血及渗出物、视神经盘水肿。

异常的体征也随之出现，常见的心脏异常表现有心尖搏动左移、心前区有抬举样搏动感，听诊时心尖区第一心音增强、主动脉瓣区第二心音增强且有收缩期杂音和舒张期杂音，表明已发生动脉硬化和左心室肥厚，如果在心尖区听及奔马样心律可能表明有心力衰竭的出现。另外还常见耳垂出现折痕、毛细血管搏动、桡动脉出现硬脉或无脉及下肢间歇性跛行等。

此外，由于某些诱发因素或高血压本身的发展，可导致一些高血压病患者血压显著或急骤升高，同时伴有脑、心、肾、视网膜等重要器官功能损害，会严重危及生命，出现一系列临床特殊征象，称为高血压急症。高血压急症的发病率占高血压人群的5%，常见的有高血压脑病、脑出血、急性左心衰竭、可乐宁急性停药综合征、急性心肌梗死、急进型恶性高血压等。

专家提醒

高血压患者中约5%无自觉症状，因为没有不适症状，所以许多人也想不到去医院检查，也就不知道自己患了高血压，更不知道什么时候已产生了血管和器官损害的并发症，有些患者甚至在发生了心脑血管意外之后才知道自己患有高血压。这是高血压病知晓率低的一个重要原因。因此，一旦发现有高血压的蛛丝马迹，一定要及时到医院检查、治疗。

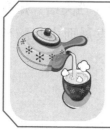

第二节　查病因：

"真凶"一个不能放过

　　万事皆有因，高血压也不例外。肥胖、口重、吸烟、嗜酒、熬夜、遗传、寒冷、压力、噪音等都可能导致高血压。要想有效地防治高血压，就必须了解高血压的致病因素，从而根据自己的病情对症治疗。

肥胖，高血压的温床

　　老周是一位事业有成的房地产开发商，42岁的他体重大约有90千克，腰围有100厘米。由于工作原因，老周经常忙于应酬客户，大鱼大肉、抽烟喝酒不说，平时根本没有时间参加体育锻炼。令他心烦的是，近段日子常感到头晕、耳鸣、乏力、眼花、夜里失眠。老周有点心慌意乱，于是去医院做了检查，检查结果出来以后，让老周大吃一惊，他的血压竟达到165/105毫米汞柱，而正常人的血压为收缩压<130毫米汞柱，舒张压<85毫米汞柱，医生告诉老周，他已患上了继发性高血压症，而最主要的原因是由于过度肥胖造成的。为什么过度肥胖会引起高血压呢？

　　肥胖，尤其大量脂肪堆积腹部的向心性肥胖，是产生高血压与心脏病的重要原因。脂肪组织大量增加，扩充了血管床，血液循环相对增加，在正常心率的情况下，心输出量要增加许多，长期的负担过重，使左心室肥厚，所以容易引起多种血管疾患，特别是对健康和生命危害严重的心脑血管疾患。再者，肥胖常有高胰岛素血症，钠的蓄积成为高血压的一个原因。有关研究表明，肥胖度越高，高血压的发病率越高，血压升高也越明显。进一步的研究显示，肥胖者的高血压发病率为正常人的1.5～3倍，而严重肥胖者的高血压发病率高达50%以上。老周显然有些紧张，因为他明白，血压如果持续居高不下的话，可能造成许多危险的后果，如脑血管意外，视网膜动脉狭窄、出血，心肾功能不同程度的损害等等。

主治医生忙劝老周不要着急，并告诉老周高血压是可以控制的。首先，在思想上重视的同时不要过于担心，特别是不要惧怕，要相信高血压是可以控制的。其次，要保持一颗平常心，切忌情绪急剧波动。除了坚持服用药物，可以经常煲一些益补身心的粥作辅助调理。一次性锻炼不要过量，每周运动3～5次，每次20～60分钟，有利于调节血压，以慢跑、太极拳等非剧烈的有氧运动为主。在饮食方面要注意多喝水，少吃盐分重、高脂肪的食物，如不要吃过多的动物油、猪油、熏肉、渍沙丁鱼等；吃盐应在每天4～6克以下，增加富含钾、钙、维生素的蔬菜、水果及豆制品；吃适量禽类及鱼类。

由于老周的高血压是由肥胖引起的，除了以上几点外，还可以服用减肥药，降低体重，消除原发病因，这样血压也随之得到控制。可以选用通过阻断胃肠道脂肪酶，抑制30%膳食脂肪吸收，减少能量摄入的安全减肥新药，它只作用于胃肠道，不入血，不入脑。老周尝试了一个月，复诊时他的体重下降3千克，血压也下降了，自我感觉已经有了明显改善。

口重，高血压难免找上门

很多人都说自己口重，意思是喜欢重口味的食物，不然就感到寡淡无味，味同嚼蜡，所以自己下厨时就毫不心疼地要放一大勺盐，外出下馆子时也专挑咸辣味道的饭菜食用。拥有这种习惯的人似乎不在少数，32岁的张浩就是其中一个。可是除了口舌之快得到满足之外，他还得到什么了呢？

"妈，今天的菜也太淡了，连点咸味都没有。"张浩皱着眉头对妈妈说。

"还淡？我都放了两勺盐了！"妈妈不解地看着儿子，边说边亲自尝了尝，"你这孩子，我吃着都有点咸了，你怎么还说淡？""淡！下次做菜多放一勺盐好不好？"张浩嬉皮笑脸地缠着妈妈。无奈的妈妈只好答应，说："你尽管吃吧！等你吃出毛病来就该后悔了！"张浩这种嗜咸的习惯也不是一天两天了，仔细算来，也差不多有两三年了。

一天，张浩正在加班，突然感觉有些眼花，电脑屏幕上的字也看不清了，张浩以为是用眼过度休息一会儿就会好，没想到接下来的日子张浩的身体接连出现不适：耳鸣、心悸、四肢无力、腰酸肩痛，最痛苦的是失眠，想睡却睡不着，睡着了又容易醒，醒了又难再入睡，常常眼睁睁地看着太阳升起却没有丝毫睡意，这使张浩看起来气色很差，心情也糟透了。张浩去医院做了一次检查，医生在了解了张浩的饮食习惯后告诉张浩："由于长期进食咸食，使得你体内食盐的成分氯化钠浓度过高，而由于氯化钠浓度过高而导致患上了高血压。"从医院出来后，张浩陷入了沉默中……

食盐过多为什么会诱发高血压呢？现在就聆听一下医生的解释：

第一，食盐的主要成分是氯化钠，钠离子和氯离子都存在于细胞外液中，钾离子存在于细胞内液中，正常情况下可维持平衡。当钠和氯离子增多时，由于渗透压的改变，引起细胞外液增多，使钠和水潴留，细胞间液和血容量增加，同时回心血量、心室充盈量和输出量均增加，这都可使血压升高。

第二，细胞外液中钠离子增多，细胞内外钠离子浓度梯度加大，则细胞内钠离子也增多，随之出现细胞肿胀。小动脉壁平滑肌细胞肿胀后，一方面可使管腔狭窄，外周阻力加大；另一方面使小动脉壁对血液中的缩血管物质（如肾上腺素、去甲肾上腺素、血管紧张素）反应性增加，引起小动脉痉挛，使全身各处细小动脉阻力增加，血压升高。如果食盐过多，会造成体内的钠滞留，导致血管平滑肌肿胀，管腔变细，血流阻力增加，从而加重心脏和肾脏的负担，进一步引起排钠障碍，从而使血压升高。

目前世界范围内的许多盐与高血压的关系资料均表明，盐的摄入量或尿钠离子排泄量（间接反映钠的摄入量）与高血压呈正相关，即人群摄入食盐量越多，血压水平越高。我国研究情况也显示，北方人食盐的摄入量多于南方人，高血压的发病率也呈北高南低趋势。因此，从防治高血压的角度应注意适当控制食盐的摄入量，改变饮食"口重"的习惯。多数医学研究认为，理想的摄入量为1.5～2.3克/天，但这样的目标不太现实。世界卫生组织提出成人盐摄入量<5克/天，中国高血压联盟根据我国的国情提出了每日摄入量<6克/天。

吸烟，引发高血压的"独立"危险因素

吸烟危害健康已是众所周知的事实，吸烟可导致诸多疾病，如慢性支气管炎、心肌梗死、肺癌等，高血压也是其中之一。

在全世界，吸烟已被公认为是直接影响心血管疾病的最显著的"独立"危险因素。所谓"独立"，就是它不需要其他危险因素同时存在，其危险性已经"够格"。吸烟为什么会引起血压升高呢？主要是因为烟草中所含的剧毒物质尼古丁所引起的。尼古丁能刺激心脏和肾上腺而释放大量的儿茶酚胺，使心跳加快，血管收缩，血压升高。吸一支普通的香烟，可使收缩压升高10～30毫米汞柱，

长期大量地吸烟，也就是说，每日抽3～4支香烟，可引起小动脉的持续性收缩，天长日久，小动脉壁的平滑肌变性，血管内膜渐渐增厚，形成小动脉硬化。吸烟对血脂代谢也有影响，能使血胆固醇、低密度脂蛋白升高，高密度脂蛋白下降，因此，使得动脉粥样硬化的进程加快，进而容易发生急进型恶性高血压、蛛网膜下腔出血和冠心病、心肌梗死等。此外，有吸烟习惯的高血压病患者，由于对降压药的敏感性降低，抗高血压治疗不易获得满意疗效，甚至不得不加大剂量。据统计，吸烟人群患心脑血管疾病的危险性比不吸烟人群患病高2～3.6倍。

由此可见，吸烟对高血压影响很大，因此奉劝有吸烟嗜好者，特别是高血压患者，最好及时戒掉这一不良习惯。否则，等到身体出现不适，如患了高血压、冠心病时再被迫戒烟，岂不有点晚。

专家提醒

在家中长期被动吸烟儿童患高血压风险更高。权威医学研究报告显示，在家里受被动吸烟危害的儿童患高血压的风险会增加21%，而且母亲吸烟比父亲吸烟给孩子造成的危害更大，因为母亲与孩子在家相处的时间一般比父亲多。儿童阶段患高血压可能一直延续到成年阶段。

嗜酒，高血压"恋"你没商量

俗话说："无酒不成席。"杯中物是许多人难以割舍的"情缘"，贪图一缕缕的酒香，故每顿饭必离不开酒，否则吃饭就不香。况且中国人的感情多是在酒席间促成加深的，因此无论什么酒，吃饭的时候定然必不可少。可是顿顿饮酒，嘴中回味留香，身体却不一定受得了。

王大叔就是个爱酒之人，一天三顿饭，每顿都要喝上一大杯。退休后，听说酒能活血，他就更加对酒情有独钟，而且酒量越来越大。一次体检，发现血压有点高，但由于症状不明显，他没在意，也没有吃降压药。可饮酒是一点不见少，于是血压便越来越高。每天清晨起来，就手不离酒瓶，不想两年后发生中风，一年后再次中风身亡。

酒虽为粮食所酿造，是粮食发酵后、酿造后精华的浓缩，但从养生的角度来看，饭尚且还只能吃个八分饱，何况是酒呢？大量的研究事实表明，饮酒过量（按国外的标准指每日超过30毫升酒精，相当于600毫升啤酒、200毫升葡萄酒或75毫升标准威士忌）可以使血压升高，并使冠心病、中风的发病率和死亡率上升。饮酒使血压升高的原因与酒精能引起交感神经兴奋、心脏输出量增加，以及间接引起肾素等其他血管收缩物质的释放增加有关。同时，酒精能使血管对多种升压物质的敏感性增加，从而致血压升高。

另据研究发现，长期大量饮酒还会造成心肌细胞损害，使心脏扩大而发展为心肌病；还可诱发酒精性肝硬化，并加速动脉粥样硬化。因此，已有高血压或其他心血管疾病的病人一定要忌酒。不过，传统医学认为，少量饮酒可扩张血管、活血通脉、助药力、增食欲、消疲劳。同时，一些针对病症的药酒可以少量饮用，特别是中风后遗症和冠心病患者可适当选择某种药酒饮用。

对于一般人来讲，饮酒应注意以下几点：

1. 控制酒量

啤酒以酒精浓度5%计，男士每天饮用不宜超过800毫升，女士每天不宜超过600毫升。红酒或白酒，男士每天饮用不宜超过360毫升，女士每天不宜超过270毫升。白兰地、威士忌、伏特加等洋酒，以酒精浓度40%计，男士每天不宜超过100毫升，女士每天不宜超过75毫升。

2. 不要空腹饮酒

饮酒时不宜空腹，因为空腹时酒精吸收快，容易喝醉；最好的方法就是在喝酒之前，先行食用一些油脂食物，如猪头肉等，以防止酒精刺激胃壁。同时酒精经肝脏分解时需要多种酶与维生素的参与，酒的酒精度数越高，机体所消耗的酶与维生素就越多，故应及时补充维生素。在喝酒过程中，新鲜蔬菜、豆类、鱼类、蛋类、肉类等均可作为佐菜，适当多吃。

3. 不宜混合饮酒

酒不宜与碳酸饮料如可乐、汽水等一起喝，这类饮料中的成分能加快身体吸收酒精的速度。

4. 饮酒宜慢不宜快

饮酒后5分钟乙醇就可进入血液，30～120分钟时血中乙醇浓度可达到顶峰。饮酒快则血中乙醇浓度升高得也快，很快就会出现醉酒状态。若慢慢饮入，体内可有充分的时间把乙醇分解掉，乙醇的产生量就少，对身体产生的危害也会相对减少。

熬夜，血压升高的"助推器"

42岁的陈先生有高血压病史十多年了，虽然坚持服降压药，可是血压却一直降不下来。后来医生经过仔细询问，才知道他由于工作特殊，总是熬夜，每天都要到夜里2点后才入睡，如此不健康、不规律的生活方式，即使坚持用药，血压还是很难降下来的。

据悉，陈先生是某酒吧的娱乐老板，经营酒吧已经数十年之久，由于酒吧一般都要到凌晨两三点后才关门，所以陈先生的生物钟和常人是完全相反的，晚上回家也睡得不安稳，白天想睡又睡不着。如此循环，导致陈先生血压总是降不下来，最近一次去医院测血压，竟然达到190/120毫米汞柱。

　　医学专家表示，长期睡眠
不足是罹患高血压的一个重
要致病因素。而心血管疾病
与睡眠障碍确实有关。如果
只睡很短时间，就会提高血
压和心率的平均水平，由此可
能会增大心血管系统的压力。在
压力最大的中青年人群，平均每晚

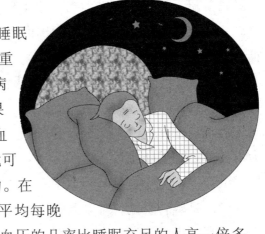

睡眠不足6小时的人罹患高血压的几率比睡眠充足的人高一倍多，
即便将肥胖与糖尿病等因素考虑在内，睡眠不足与高血压之间仍有
着重要联系。睡眠不好会直接影响到血压的控制，造成血压波动不
稳，如果还熬夜则更会雪上加霜。

　　因此，高血压患者一定要对睡眠质量引起重视，平时应尽量避
免熬夜，尤其是血压控制不稳定的患者以及老年高血压患者，更应
避免熬夜引发的心脑血管等严重意外状况。

专 家 提 醒

　　如今一些人被"网"入电脑，经常"畅游"至深夜，吃饭睡
眠统统不顾。一些白领人士面对工作压力往往需要在电脑前日夜
加班，游戏爱好者奋战到深夜更是家常便饭。对于这些经常熬夜
的人群来说，一定要定时监测自己的血压，同时尽量避免熬夜，
养成良好的作息习惯。

 遗传，不可忽视的高血压发病因素

　　高强今年42岁，在一家外资企业担任企划部经理，因为企划工

作经常加班，妻子一直劝他换一个工作，可是高强总是笑着安慰妻子说："我的身体这么棒，不会出问题。"可是两年前的一次经历彻底改变了他的生活态度。

两年前，高强突然发现自己双手手指有些发麻，皮肤总感觉有蚊虫在爬，早晨起床也会感到头晕、头痛，有时甚至无缘无故呕吐，而且在工作的时候又很容易急躁，注意力难以集中，记忆力也大不如前。"可能是最近比较劳累、睡眠不足的原因吧。"高强这样安慰自己。可是这种解释似乎不能让他宽慰，因为他发现到了晚上自己总是辗转反侧，难以入眠，入睡后还常常被噩梦惊醒，甚至双手冰冷，虚汗淋漓，胸闷难忍。看着丈夫夜夜在痛苦中煎熬，妻子下了最后通牒：必须赶紧去医院检查身体！

经医生确诊高强得了高血压，高强简直不敢相信，左右手量了好几次，血压计也换了一个，再量，最后的结果还是一样：高血压！同时心电图显示高强左心室有肥大的情况。高强的爷爷、奶奶、爸爸均死于高血压并发症，难道自己是遗传？医生解释说："高血压病的发病具有明显的家族聚集性。但除了遗传因素外，不良的生活习惯、不良饮食嗜好也容易导致高血压。"对照高强的生活习惯，高强平时喜欢咸食，油腻、肥得掉油的大肥肉是他的最爱，平时妻子也千方百计满足他的胃口，做出的菜又油又咸又腻，饭馆吃饭也喜欢往菜里加盐加酱油加辣椒，总之食不厌油盐，味道越浓越喜欢吃。除此之外，高强每次在外应酬，也总是不醉不归。

遗传基因被认为是引发高血压的一个重要因素，对它的研究可谓是时时刻刻都在进行着。现在的医学研究已经发现了二十几种引发高血压的遗传基因，包括肾素—血管紧张素类遗传基因、心房钠利尿肽、β-受体、α_2-受体等。尽管人们还没有发现引发高血压的遗传基因，但是研究者们认为，只要这类基因超过一定数量，那么患高血压的可能性就会相当高。因为基因是由父母遗传给孩子的，所以人们可能从父母中的任何一方继承引发高血压的基因。在同一家庭或家族内有很多高血压患者，就是因为这些遗传基因起的作用。

但是，引发高血压的罪魁祸首不止是遗传基因。有高血压遗传基因，不一定就会患上高血压。即使先天性遗传，如果有良好的外在环境，高血压的发作也能够得到抑制，发病的时间也会推后，即使引发了高血压，症状也是比较轻的。相反，如果并没有高血压遗传，但是外在环境不佳，这样也会导致高血压。因此高血压发病的原因，是先天遗传和后天环境共同作用的结果。

压力，不可轻视的高血压发病因素

压力有运动过度造成的肉体压力以及神经、精神所引起的精神压力。两者相比较，精神压力与血压之间的关系更为密切。石磊是一家公司的部门主管。事业小有成就，但工作太忙，精神压力较大。最近，他常感精力不济，但总想着自己年轻，挺挺就过去了。他平时工作经常熬夜，烟瘾越来越重，有时一晚上得两包烟陪他"拼命"。国庆节长假，他居然自己在家加班工作了4天，没日没夜地忙完了一个计划，自己很得意。不料长假结束后上班第一天，就觉得胸闷气短头发昏，到医院一量血压，高压竟达180毫米汞柱。石磊不嗜酒，体形也不胖，他万万没想到过度紧张的生活会使自己患上高血压。

压力是人体对危险的一种"防御性反应"。但是，如果压力长期持续，就会成为引发高血压的危险因素。当人体处于应激状态时，内分泌系统会产生一系列的变化。其中，儿茶酚胺分泌增多会引起血管的收缩，心脏负荷加重，进而引发高血压。有关调查发现，我国35～45岁这一年龄段的高血压患者的增长率，达到了62%～74%，而65～74岁年龄段的高血压患者的增长率，却只有15%～18%。这部分中年人不少是白领和领导干部，恰恰也是工作长期处于高度紧张状态、应酬多、运动少的特殊人群。

身心紧张时会出现"短暂的压力"，具体表现为疲劳、痛苦、烦恼、不安等状态。此时，会引起血压暂时升高，待压力解除之后血压就会恢复到原来的状态。因此，即使有压力，只要能够有效消除就不会产生不良后果。但是，如果精神持续紧张，从而演变成"慢性压力"的话，则血压上升后就不会下降，从而引发高血压疾病。由慢性压力引起的高血压会促进动脉硬化，同时通过不良循环进一步令高血压恶化。

没有压力的生活，在现代社会是不可能的。作为一个普通公民，要预防不良心理引起的高血压病，应该学会缓解压力和调整好自己的心态。参加一些户外活动、进行体育锻炼、听音乐和找人倾诉都是有效的途径。必要的时候，甚至可以寻求心理医生的帮助。

 ## 药物，也会助推血压飙升

药物的毒副作用或药物间的相互作用，以及用药不当引起的血压升高称为药源性高血压。可引起药源性高血压的药物常见有以下几种：

1.避孕药

避孕药通过增进肾素—血管紧张素系统的活性，可使血管收缩，并刺激肾上腺皮质激素释放而造成高血压。

2.激素类药物

激素类药物如地塞米松、强的松、甲基或丙基睾丸素等。这些药物可引起水钠潴留，导致循环血量增加，而发生高血压。甲状腺激素类药物则能兴奋神经系统，引起血压升高。

3.止痛类药物

止痛类药物如消炎痛、布洛芬、保泰松等，除了引起水钠潴留外，还可抑制前列腺素合成，使血管趋向收缩而致高血压。

4.肾上腺素类药物

肾上腺类药物如肾上腺素、去甲肾上腺素、拟肾上腺素药（如盐酸麻黄素）、苯肾上腺素、异丙肾上腺素（治喘灵）等，都能导致高血压。

5.甘草类制剂

现代药理研究认为，甘草有类肾上腺皮质激素样作用，长期服用会使血钠的排出减少，造成低血钾、高血压。目前较多的药物中含有甘草成分，多种中成药及中药煎剂等都含有甘草。

长期服用以上各类药物的人群，要经常测量血压，一旦出现因为药物而引起的高血压，应及时停药，并采取适当的治疗措施。

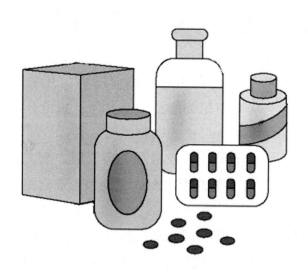

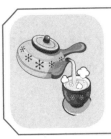

第三节 识危害：

别让健康"后患无穷"

在医学界，高血压被称为"无声杀手"，就是说它"杀人不眨眼"，是非常有害健康的一种疾病，常引起心、脑、肾等脏器的并发症。因此，我们一定要擦亮眼睛，认清高血压的种种危害，以采取有针对性的积极措施防患于未然。

 高血压，危害猛于虎

李大妈今年62岁，有10多年的高血压史，儿媳妇最近给她添了孙子，大妈天天忙里忙外的，一会儿帮儿媳给孙子喂奶，一会儿给孙子洗尿布……这一忙起来便把降压药抛到了九霄云外去了。一天中午，大妈给孙子洗尿布时突然晕倒，家人立即送她到附近医院抢救，CT证实为脑干出血，经抢救无效死亡，从发病到死亡仅16小时。

张先生今年43岁，某公司的部门经理，患高血压已经有几年了，一次公司有应酬，张先生喝了不少的酒，回家的路上，张先生突然感觉心脏处隐痛，误认为是自己的老胃病犯了，于是马上拨"120"急救车上医院，在急诊室做心电图检查时，突然呼吸停止，经抢救无效死亡，从发病到死亡仅5小时，而心电图证实为急性心肌梗死。

虽然两人死亡原因不同，但是很明显都是由于血压升高而导致心脏、血管、脑和肾等器官损害，最终导致猝死。高血压病是患病率很高的慢性病，它的高并发症、高致残率严重影响着人类的身体健康和生活质量。国外有一项研究显示：得了高血压病而不经治疗、吃药，让它自然发展，这些患者3～5年中会出现部分心、脑、肾的损害，结果他们平均患病年龄为32岁，死亡年龄为51岁，也就是说发现高血压后不吃药、不经任何治疗，平均才活了19年就去世了，而没有高血压的人能活71岁。而且，未治疗或未得到有效治疗的高血压患者，更易发生冠心病、心肌梗死、心衰、脑出血、脑梗死、尿毒症，使人致残致死。而大多数高血压患者在出现上述致命性器官损害时，通常很长时间没有任何症状，所以说高血压的危害猛于虎。

并发症，高血压病的主要威胁

高血压最主要的危害在于，长期未经良好控制的高血压会"招来"一系列并发症。据国外报道，60%以上的冠心病，80%以上的脑梗死病人、90%的脑出血病人都合并高血压病。这些并发症是患者生命最大的威胁，轻者造成劳动能力丧失，生活不能自理，生活质量极差；重者可造成死亡。在高血压病的各种并发症中，以心、脑、肾的损害最为显著。

1.冠心病

高血压是冠心病的主要危险因素之一，高血压病病人患冠心病的危险是正常者的2倍，长期高血压不治疗的病人，有50%死于冠心病。

2.糖尿病

在糖尿病人群中，高血压的发病率是正常人群的2倍。糖尿病与高血压并存相当常见，它是病人发生动脉硬化和肾功能衰竭的重要原因。

3.心力衰竭

心力衰竭是高血压的常见并发症，流行病学研究表明40%～50%的心衰起因于高血压。血压越高，发展为心衰的可能性越大。有人对5314例高血压患者随访14年，有392例发生心衰，高血压已被认为是导致左心室肥厚和心肌梗死的主要危险，而左心室肥厚和心梗可引起心脏功能不全。因此，高血压在心衰历程中起着重要作用。

4.高血脂

有人研究发现高血压与总胆固醇升高和高密度脂蛋白水平降低密切相关，血脂代谢紊乱，使心血管病的危险性和发病率明显增加。

5.肾病

人类的肾脏参与高血压的形成与维持，反过来，肾脏又因血压升高而损害，长期高血压没有治疗，可引起终末期肾功能衰竭，或加速肾实质的破坏而导致原发或继发的肾脏疾病。

6.中风

研究机构经过观察一组年龄在35～60岁确诊为高血压病的病人发现，高血压中风的发生率是血压正常者的7.76倍。还有研究表明，降压治疗可使脑卒中发生率降低40％。

7.左心室肥厚

在所有高血压患者中，有20%～30%可查到左心室肥厚，轻度高血压病患者发生左心室肥厚比正常血压增多2～3倍，而重度高血压可达10倍。左心室肥厚是心梗的一个潜在危险因素，并影响左心室收缩功能，因此高血压左心室肥厚是一个与心血管发病率和死亡率密切相关的重要危险因素。

上述并发症一旦出现，在治疗上也非常棘手，不但费用高昂，且疗效往往也不太好。故对于高血压病的治疗，一方面要降低血压、控制症状，更重要的是要预防并发症的发生。药物治疗在高血压病的治疗中占有重要地位。有效、合理的降压治疗，在保护心、脑、肾等重要器官的功能，预防并发症等方面具有独到的作用；对于已有早期并发症的患者，也能起到治疗和延缓器官功能继续恶化的作用。

脑卒中，高血压是首要危险因素

高血压是脑卒中发生的首要危险因素。脑卒中常见的原因与高血压有关者约占半数。多数西方国家高血压的主要并发症是冠心病，而在我国高血压的主要并发症是脑卒中，发生脑卒中者是发生心肌梗死的5倍。高血压为什么会引起脑卒中呢？

血压增高时，脑部的小动脉会收缩，血压越高血管的收缩越剧烈。长时间的血压持续升高，将导致小动脉血管管腔变硬，变硬的血管不再能够随血压的高低产生明显的收缩，这就像往一

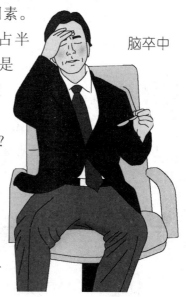

脑卒中

条橡皮管中灌水，适当增加水压可以看到橡皮管的扩张，而往一条铝管中灌水时，即使水压很高，也看不到铝管的扩张。长期的高血压就是将血管由"橡皮管"变成了"铝管"。其结果是，当血压下降时，会引起脑部供血不足导致脑组织缺血。相反，血压升高时则血液对血管的灌注过度增加，而血管壁并不能够像"铝管"一样结实、受用，这时就会导致出血。

高血压脑出血约占全部脑出血的70%。脑出血患者最常见的表现是昏迷、呼吸浅慢、不同程度的瘫痪，如颅压高可有剧烈头痛伴喷射状呕吐。根据出血位置和出血的多少，危险程度不同，严重的可以数小时内死亡。高血压还可引起缺血性脑卒中，脑血栓是缺血性脑血管中常见的类型。长期的高血压会导致动脉粥样硬化，使管腔变得狭窄、闭塞或在狭窄的基础上形成血栓，造成脑局部突然的血注中断，使脑组织因缺血缺氧坏死，从而导致一系列神经系统的症状。缺血性脑卒中主要表现为眩晕、肢体瘫痪、感觉障碍、失语等，损伤面积较大时，也会导致昏迷甚至死亡。

因此，预防和控制高血压对避免发生脑卒中非常重要。高血压患者应尽量选择长效、平稳的降压药物，以避免血压的波动。缺血性脑卒中的急性期应控制过高的血压，但并不急于迅速将血压降至正常，以避免加重缺血。

专 家 提 醒

对于患过脑卒中的患者，急性期过后，即使按传统标准，血压已无明显升高的患者，也宜使用降血压药物减少脑卒中的复发。

冠心病，高血压是独立危险因子

冠心病是一种严重危害人类健康的常见病、多发病，是导致人类死亡的疾病之一。它是由于各种有害因素损伤冠状动脉内皮细胞，造成冠状动脉粥样硬化，进一步导致血管狭窄甚至闭塞，临床上出现心绞痛、心肌梗死甚至猝死。高血压是引起冠心病的独立危险因子。独立危险因子即不依赖于其他因素的危险因子。

大量医学研究表明，高血压可以损伤动脉内皮而引起动脉粥样硬化，并加速动脉粥样硬化过程。血压水平越高，动脉硬化程度越重，死于冠心病的危险性就越高。流行病学研究提示，高血压病患者患冠心病的危险是正常人的两倍。高血压长期不治疗，有50%的人会死于冠心病。

此外，血压的异常波动还直接与冠心病、心绞痛的发作密切相关。血压越高，心脏向外泵血所需要做的功越多，所需要供的氧越多。当存在冠心病时，血管狭窄，血管内储备血液能力也就越低。心肌需氧多而供氧少，这样就会导致心绞痛的发生。当患者出现心绞痛时，由于疼痛和精神紧张，会使血压继续升高，升高的血压使心绞痛进一步加重，就容易形成恶性循环。因此，医生处理心绞痛患者时，通常会在较短的时间内使患者的血压下降，这样一般能够较快地缓解疼痛。当遇到恶化加重或难以控制的心绞痛时，就想到有可能是血压没有得到有效控制造成的。

心脏损害，高血压是"内鬼"之一

心脏的作用是推动血液流动，向器官、组织提供充足的血流量，以供应氧和各种营养物质，并带走代谢的终产物（如二氧化碳、尿素和尿酸等），使细胞维持正常的代谢和功能。在高血压的情况下，心脏要满足对各器官的血液输送，就需要做更多的功。久而久之，超负荷的工作会对心脏造成各种损伤，常见的有左心室肥厚，冠状动脉血流的异常以及心脏舒张、收缩功能的降低。高血压发展到最后将导致心脏功能的衰竭，即我们通常所说的"心衰"。

在我国，高血压是心力衰竭的常见原因。

由高血压引起的心衰的临床特点主要有：出现疲劳、气喘、心悸、咳嗽、咯血等症状；平卧时出现气急，坐起后即好转；活动量不大，但却出现呼吸困难，严重时患者可在睡梦中惊醒。左心衰竭常可累及右心室功能下降，形成全心衰竭，主要表现为：发绀；颈静脉明显充盈；右上腹疼痛，并有肝肿大；双下肢水肿，严重时可出现全身水肿；少尿，多出现于心衰失代偿期。

冠状动脉属于较大的动脉，血压升高和冠状动脉粥样硬化有密切关系。冠状动脉粥样硬化时，动脉壁上出现纤维素性和纤维脂肪性斑块并有血栓附着；随斑块扩大、管腔的狭窄加重，造成心肌缺血；斑块破裂、出血及继发的血栓形成等，可阻塞管腔造成心绞痛或心肌梗死。高血压是冠状动脉粥样化重要的独立危险因素。

肾脏损害，高血压会偷袭你的肾

高血压对肾脏的损害极为常见。肾脏是由无数个"肾单位"组成的，每个"肾单位"又由肾小球和肾小管组成，肾小球有入球小动脉和出球小动脉。

高血压患者若血压得不到及时控制，任病情持续发展，则5～10年（甚至更短时间）可以出现轻、中度肾小球动脉硬化。肾小球动脉的硬化主要发生在入球小动脉，如无并发糖尿病，则较少累及出球小动脉。当肾入球小动脉因高血压而管腔变窄甚至闭塞时，会导致肾实质缺血坏死、肾小球纤维化、肾小管萎缩等问题。最初是尿浓缩功能减退，表现为夜尿多，尿常规检查有少量蛋白尿，若肾小动脉硬化进一步发展，将出现大量蛋白质。体内代谢废物排泄受阻，尿素氮、肌酐大大上升，此时肾脏病变加重，促进高血压的进展，形成恶性循环，使血压上升，舒张压高达130毫米汞柱以上，肾单位、肾实质坏死，最终发生尿毒症或肾功能衰竭。

眼底损害，高血压让你的世界不再精彩

51岁的赵先生是一家公司的高级管理人员，平时工作繁忙，应酬颇多。近一周来他感觉到眼前不时有头发丝样的黑影飘来飘去，以为是自己没休息好的缘故，没怎么在意。可前天他的左眼突然一下什么也看不见了，连手指头放在眼前都分辨不出几个，这下赵先生慌了神，急忙赶到医院看病。

眼科医生给他做了详细检查后告诉他，他的左眼因为长期高血压已经发生了严重的视网膜病变，眼球里面全是血，所以才突然失明了，通过做玻璃体视网膜手术，也许还会有一线希望。而右眼的情况也不容乐观，需要尽快做视网膜激光治疗。听了医生这一番话，赵先生很是后悔，平时只知忙于工作，对自己的身体不注意，如果当初在确诊高血压后能够坚持每年检查一下眼睛，也不至于到今天这种地步了。

高血压是一种很常见的疾病。很多高血压病患者只知道吃药控制血压，而从未想到高血压也会对眼睛产生危害。初期高血压病患者血压急骤升高时，视网膜动脉会发生暂时性功能性收缩，即动脉痉挛，表现为一过性视物模糊，当血压正常后，动脉管径恢复正常，视物又重新变得清楚如前。若血压持续不降，痉挛长期不缓解，就会发展为动脉硬化狭窄。眼科医生检查眼底会发现动脉反光增强，动静脉有交叉压迫症，严重者动脉呈铜丝或银丝样改变，进一步发展下去可见血管迂曲、血管白鞘，并出现高血压视网膜病变：视网膜水肿、出血、棉絮斑、硬性渗出、视盘水肿、高血压脉络膜病变。

一般高血压病患者当血压控制在正常水平后，眼底可恢复原状。视网膜水肿、出血、棉絮斑可在几周内消退，硬性渗出则需几个月才消退。若血压又升高，眼底病变还可出现，并会不断加重。研究表明，眼底改变与心肾损害及死亡率成正比，所以降低高血压

是防治眼底病变最根本的措施。早期查眼底可以及早发现病变，及时给予药物或激光治疗，尽量避免失明的悲剧发生。

性功能障碍，有可能是高血压惹的祸

婚姻当中，性生活是一项重要的内容，是成熟男女必需的，它的和谐对当事人的生理、心理都有很大的助益，也是夫妻双方增进交流、展现亲密的方式之一。然而有些人并不能如愿，老刘就是其中一个。老刘今年40岁，是高血压病患者，可最近一件事让他感到很烦恼，就是性生活方面总是不能给予妻子满足，一开始老刘并没有担心什么，还以为是自己最近压力有点大造成的，直到有一天老刘害怕了，他居然阳痿了。由于对健康知识的缺乏，张先生以为"自己那里有毛病了"，感觉是很没面子的事，始终不肯去看医生。天长日久，张先生不想回家，因为不知道如何去面对温柔贤惠的妻子。

在迷茫与困惑中，老刘走进了医院，通过对老刘全身器官的检查和询问，医生确定老刘是由于高血压病而影响了性生活，而最主要的原因是由于老刘最近工作压力过大，再加上老是嗜酒而最终影响了性生活质量。老刘对自己的病情很迷惑，也很怀疑，高血压病为什么会影响性生活呢？

高血压病影响性生活的原因众多而又复杂。高血压是种慢性病，一时难以康复，难免会引起焦虑、抑郁等负面情绪，从而使性欲减退。再说，习惯上人们常常将高血压与中风、心肌梗死、冠心病和猝死等现象联系在一起，这种心理负担必然不利于性欲的恢复和性兴趣的产生。

高血压是动脉压力升高的一种慢性病，是血流动力学异常的表现。其原因是神经、体液等因素参与的机体内升压与降压机制和血压调控物质的平衡失调，并在大脑皮层中形成了惰性兴奋灶，结果便导致性欲减退。

有病就得进行治疗，要治疗就必须得用药，有不少抗高血压药物会对性功能产生不良影响，甚至会引起阳痿。

由于上述这三个常见的主要原因，使高血压病患者受到性的困扰和煎熬。但是，高血压是一种慢性疾病，能延续多年，有的甚至一辈子，那么，高血压患者又该如何处理性生活、排除性的困扰呢？

一般来讲，高血压病患者只要病情不十分严重，就不必禁欲。不过，还是要注意以下几点：

1.视病情安排性生活

Ⅰ期高血压病患者（指血压达到高血压病标准，但是，可降到正常或正常边缘，不存在高血压的心、脑、肾并发症），是可以像正常人一样过性生活的。Ⅱ期高血压病患者（血压达到高血压标准，已有轻度心、脑、肾并发症），可在服药的同时有节制性地过性生活。Ⅲ期高血压病患者（血压明显升高而且持续不降，伴有明显的心、脑、肾并发症），应停止过性生活。

2."牲福"有节

高血压的病情允许过性生活者，也应节制次数，一般以每1～2个星期过一次为宜，而且，性交时动作不宜过剧，时间也不宜长，情绪也不能过于兴奋、激动。在同房过程中，万一出现头痛、头昏、心跳、气急等症状时，应立即终止房事，并立即服一片降压药。

高血压病患者一定要重视上述注意事项，这不仅能使性生活和谐，还能维持家庭幸福，让自己身心愉悦。

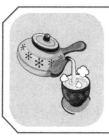

第四节

须牢记：寻医"问诊"高血压

血压是衡量人体健康与否的一个重要的生命体征，血压过高或过低都会有损人体健康。面对后患无穷的高血压，得了病后治疗是一个方面，更多的是摸清高血压的"底细"，掌握一些高血压的相关健康常识，以防患于未然。

 什么是血压

人体之所以能够维持生命的机能，是心脏向全身输送血液的结果。由心脏输送的血液由大动脉进入动脉，再到静脉、毛细血管，然后从静脉流向大静脉，再回到心脏。人体中有各种各样的血管，血液在血管中流动时会对血管壁施加压力。动脉中的压力就叫动脉压，静脉中的压力就叫静脉压，毛细血管中的压力就叫毛细血管压。不同的血管中血压也各不相同，即使同为动脉，大动脉和动脉末梢的细动脉的血压也大不一样。此外，在身体不同部位测量出来的血压值也是不一样的。那么，血压究竟指的是哪个血管的压力呢？

通常情况下，血压指的是作用于动脉壁的动脉压。普遍采用的是在上臂测得的上臂动脉压。上臂动脉能够反应连接心脏的大动脉的起始部的血压，所以是了解心脏状态的一个重要依据。血管内的血液犹如自来水管里的水一样，水对水管的压力就犹如血液对血管壁的压力。水的压力取决于水塔里水的容量和水管的粗细，水塔里的水越多，水管越细，水对水管壁的压力就越大，反之亦然。血压也是如此，当血管扩张时，血压下降；血管收缩时，血压升高。影响血压的因素即动脉血压调节系统，主要通过增减血容量，或扩缩血管，或两者兼而有之。当心脏加强收缩射血时，动脉内的压力最高，此时压力称为收缩压，也称"高压"；心脏舒张回血时，动脉弹性回缩产生的压力称为舒张压，又叫"低压"。

血压通常以毫米汞柱表示，近年来在我国曾一度实施了法定单位千帕（kPa）。1毫米汞柱=0.133千帕，也就是7.5毫米汞柱=1千帕。换算口诀：千帕换算成毫米汞柱，原数乘30除以4；毫米汞柱换算成千帕，原数乘4除以30。

血压常使用血压计测定，血压计以大气压为基数，如果测得的血压读数为90毫米汞柱（12千帕）即表示血液对血管壁的侧面压力比大气压高出90毫米汞柱（12千帕）。

专家提醒

很多人认为，血管离心脏越远，其血压值就越低，然而事实并非如此简单。同为大动脉，离心脏较近的胸部大动脉与离心脏较远的腹部大动脉，它们的动脉内压的情况也大不相同。我们可以将身体各处动脉的血压与上臂动脉压相比较，进而判断该处动脉是否有了病变。

高血压的判断标准是什么

血压达到多少会被诊断为高血压呢？把握好高血压的诊断标

准，有利于我们做好血压控制。

高血压是指在没有接受抗高血压药物治疗的情况下，收缩压（SBP）≥140毫米汞柱（18.7千帕）和（或）舒张压（DBP）≥90毫米汞柱（12.0千帕），它是一种动脉收缩压和（或）舒张压升高的临床综合征。高血压有两种情况，一种是由某些已知的疾病如慢性肾小球肾炎、慢性肾盂肾炎、肾动脉狭窄、嗜铬细胞瘤等引起的，继发的血压升高，临床上称为继发性高血压，在高血压患者中，这一类并不占多数，更多的是目前还未完全弄清原因的血压升高，临床上称为原发性高血压。一般我们所说的高血压均指原发性高血压。

1999年世界卫生组织（WHO）对血压水平的定义和分类作了如下规定：

1999年WHO/ISH按血压水平分类标准

类　别	收缩压（SBP）（毫米汞柱）	舒张压（DBP）（毫米汞柱）
理想血压	<120	<80
正常血压	<130	<85
正常高值	130～139	85～89
Ⅰ级高血压（"轻度"）	140～159	90～99
亚组：临界高血压	140～149	90～94
Ⅱ级高血压（"中度"）	160～179	100～109
Ⅲ级高血压（"重度"）	≥180	≥110
单纯收缩期高血压	≥140	<90
亚组：临界收缩期高血压	140～149	<90

高血压的分类有哪些

高血压按其病因不同，可分为原发性高血压和继发性高血压两种。

1.原发性高血压

原发性高血压又称高血压病，目前发病机制尚未完全明确，主要依据排除了其他疾病导致的高血压后才能诊断为原发性高血压。原发性高血压的临床症状主要表现为动脉血压的升高，占总高血压患者的90%左右。动脉血压的升高主要是因外周小动脉阻力增高所致，同时有不同程度的血容量和心输出量的增加。晚期常导致心、脑、肾等器官受累发生高血压心脏病、肾功能障碍、脑出血、尿毒症、心力衰竭等严重并发症。因此，原发性高血压的治疗主要是降低血压同时防止并发症的发生。

2.继发性高血压

继发性高血压是指继发于其他疾病或原因的高血压。血压升高仅是这些疾病的一个临床表现。继发性高血压约占所有高血压的10%左右。继发性高血压尽管所占比例并不高，但绝对人数仍相当多，如果我们不去细细追查，就会把这个"高血压"的表现看成是一个既是病因又是病状的独立疾病而忽略了追根溯源。这样，就容易把一些可以查到引起高血压的确切原因，同时也能给予有效治疗的继发性高血压给放过。引起继发性高血压的原因有很多，如肾脏疾病、内分泌疾病、血管病变、颅内病变、妊娠高血压等。继发性高血压常有这样一些特点，如：高血压发病年龄较小，儿童时期就可发病；病情发展很快；使用药物降压效果不好，甚至没有降压的作用；继发性高血压患者其舒张压与该年龄段正常值相比，差值较大等。引起继发性高血压的原发病，有些是可以治愈的，治愈以后，高血压的症状也会随之消失而恢复正常。因此，如果出现了高血压，首先应排除各种原因引起的继发性高血压，才能确诊为原发性高血压。

高血压是如何分期的

高血压是一种慢性非传染性疾病，根据其对脑、心、肾等重要器官损害程度，高血压可分为三期：

Ⅰ期高血压

这类高血压患者临床上无脑、心、肾等重要器官损害的表现，心脏没有扩大现象，肾脏功能维持正常，没有血尿、蛋白尿及管型尿，脑血管也没有异常的状况。但血压值超过正常标准，收缩压140～159毫米汞柱，舒张压90～99毫米汞柱。

Ⅱ期高血压

这类高血压患者出现下列一项者：左心室肥厚或劳损，视网膜动脉出现狭小或痉挛，蛋白尿或血肌酐水平升高。其收缩压值维持在160～179毫米汞柱，舒张压值维持在100～109毫米汞柱。

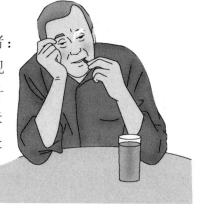

Ⅲ期高血压

这类高血压患者出现下列一项者：左心衰竭，肾功能衰竭，尿毒症，脑血管意外，视网膜出血、渗出、合并或不合并视盘水肿。同时，血压持续升高，收缩压保持在180毫米汞柱以上，舒张压保持在110毫米汞柱以上。

如何计算不同年龄血压"理想值"

一般说来，正常的血压在男性和女性中是有差别的，年龄的大小不等血压也有差异，甚至种族之间也不完全相同。

在同一体重组中，男女生不同年龄组之间血压的变化不大，随年龄增大血压也逐渐上升，以收缩压升高为著，各年龄段男女之间血压无差异；BMI（体重指数）超过正常范围的收缩压明显高于BMI正常者，舒张压无明显差异。结论：年龄与血压呈正相关，以收缩压表现为著；BMI超过正常者，收缩压明显升高。

我国人群正常血压的数值，以往只有少数人进行统计报道。新中国成立以来，全国各地曾抽查了百万人次；对男、女各年龄正常血压的平均数值有了一个初步的划定。为了便于大家的记忆，有人提出一个数学计算的公式，这个公式能表示出不同年龄血压的"理想值"（从医学统计学的观点来看）。

收缩压＝［104＋（0.3×年龄）］×1毫米汞柱

舒张压＝［70＋（0.2×年龄）］×1毫米汞柱

根据以上公式，年龄是35岁的人，他的收缩压应为114.5毫米汞柱，舒张压应为77毫米汞柱；50岁的人，他的收缩压应为119毫米汞柱，舒张压应为80毫米汞柱。

医学上常用一个公式表示血压，例如在病卡上写"100/70毫米汞柱"，表示这个人的血压为收缩压100毫米汞柱，舒张压70毫米汞柱。

不同年龄阶段正常血压平均值表

性别	男性		女性	
年龄	收缩压（毫米汞柱）	舒张压（毫米汞柱）	收缩压（毫米汞柱）	舒张压（毫米汞柱）
11～15	100	62	96	60
16～20	104	64	98	61
21～25	106	66	100	63
26～30	108	68	102	64
31～35	110	70	106	66

（续 表）

36～40	112	72	108	68
41～45	114	73	110	69
46～50	116	74	112	70
51～55	118	75	114	71
56～60	120	76	116	72

高血压和高血压病是一回事吗

在现实生活中，不少人常把高血压和高血压病混同起来，认为只要发现高血压就是高血压病，其实它们是两种不同的概念，二者是有区别的。

高血压只是一个症状，不能算是一种独立的疾病。许多疾病如急慢性肾炎、肾盂肾炎、甲状腺功能亢进、嗜铬细胞瘤、库欣综合征、原发性醛固酮增多症等都可能出现血压升高的现象。但由于这种高血压是继发于上述疾病之后，通常称为继发性高血压或症状性高血压，它占所有高血压患者的10%左右。对这类继发性高血压患者，有些可通过手术治疗使血压恢复正常。

高血压病是一种独立的疾病，约占高血压患者的90%以上。其发病原因目前尚不完全清楚，因而被称为原发性高血压。临床上以动脉血压升高为主要特征，但随着病情加重，常常使心、脑、肾等脏器受累，发生功能性或器质性改变，如高血压性心脏病、心力衰竭、肾功能不全、脑出血等并发症。

由于病因病理不同，治疗原则也不相同。高血压病只有积极治疗高血压，才能有效地防止并发症；而继发于其他疾病的高血压首先是治疗原发病，才能有效地控制高血压发展，仅用降压药控制血压是很难见效的，所以，临床上遇到高血压患者时，必须排除其他疾病所致的高血压，才能诊断为高血压病。

清晨是高血压患者的危险时段

血压的一个特性是很容易受到身体活动、精神状态的影响而变化。一般而言，人在夜间睡眠时血压渐渐下降，大约在凌晨两三点时最低。清晨醒来前就开始慢慢上升，起床后血压快速升高，晨醒后开始日常活动的最初几小时内（清晨6～9点）血压达到或者接近最高峰。这时的血压甚至于比夜间高40～50毫米汞柱以上，这种现象医学上称之为"血压晨峰"。

对于高血压患者来说，清晨是个危险时段，因为此时病人的交感神经处于兴奋时期，心跳加快，血压升高，再加上一整夜没有喝水，病人呼出不少水分，血黏度高。对于有动脉粥样斑块的高血压患者来说，此时斑块就容易破裂，很容易导致心肌梗死、脑梗死、脑出血。有研究显示：心肌梗死在上午9点的发生率比晚上9点高3倍；心源性猝死的发生高峰也在上午9点到12点；清晨的中风发生率约升高60%。老年人在凌晨去世的占60%，心血管疾病突发达70%～80%。这种危险到中午12点后会减小。对于无昼夜节律的病人（常发生在老年人，肥胖伴有呼吸睡眠暂停综合征，继发性高血压），夜间血压甚至比日间血压高，导致心脑血管长期得不到"休息"，也很容易并发心、脑血管事件。

要避免不幸发生，高血压患者首先应尽量服用中、长效降压药物，每天服用1次，可以维持24小时，以保证清晨血压不明显升高；其次，患者应清醒后立即服药，并经常自测清晨起床时的血压。发现血压过高时，可以在长效药的基础上加服短效降压药，服药后在床上静卧1小时再起来活动，这样相对比较安全；同时，患者早上外出晨练，一定要吃了降压药后再出去，以防晨练时血压骤升，发生中风、心肌梗死或高血压性脑病。

　　为了防止清晨高血压的发生，有些人在睡前服用降压药，这一定要在24小时动态血压监控的前提下，确定夜间血压升高才能这样做，否则夜间血压过低，也是十分危险的。

什么是高血压危象

　　高血压危象是一种危险的高血压状态。无论是原发性高血压，还是继发性高血压，在病情发展过程中，在一些诱因的作用下，血压在短时间内快速升高，造成人体许多脏器的功能严重受损，这就是高血压危象。

　　高血压危象的诱发因素有精神创伤、情绪波动、过度疲劳、寒冷刺激、气候变化和内分泌失调等。常常发生于长期服用降压药物而骤停者，亦可发生于嗜铬细胞瘤突然释放大量儿茶酚胺者。临床上主要表现为血压突然升高，且升高幅度较大，常高达200～270/120～160毫米汞柱，原有症状加剧，常出现剧烈头痛、头晕、恶心、呕吐、耳鸣、心悸、气急、视力模糊或暂时失明。有时因脑血管痉挛而导致半侧肢体活动失灵，更严重时，会出现烦躁不安、抽搐、昏迷等，若处理不及时，常危及生命。高血压危象多发生在高血压第Ⅱ、Ⅲ期。

　　在生活中，由于高血压容易受到外界诸多因素的影响，加上高血压病本身的特点，患者极易突然发病。有鉴于此，患者及其家属都应学会包括初步判断、适当处理等在内的急救处理措施。一般来说，高血压患者及其家属应学会判断以下病情及掌握相应的一些急救措施：

　　1.出现高血压脑病

　　【临床表现】患者血压突然升高，伴有恶心、呕吐、剧烈头痛，甚至视线模糊等症状。

　　【应对方法】这时患者及其家属必须保持镇定，并立即让患者卧床休息，同时让其服用常备的降压药，还可以另服利尿剂、镇静剂等。

若服药后症状仍不见缓解，要及早护送患者到附近医院急诊治疗。

2.初步判断为心绞痛

【临床表现】患者在劳累或兴奋后出现剧烈的心前区疼痛、胸闷，且可放射至颈部、左肩背或上肢，重者有面色苍白、出冷汗等症状，甚至心肌梗死或急性心力衰竭。

【应对方法】此时，患者必须安静休息，并在舌下含服1片硝酸甘油，或吸入1支亚硝酸异戊酯。家中如备有氧气袋，可同时让患者吸入氧气。如症状不见减轻应迅速通知急救中心或备车送往医院。

更年期是高血压"重灾区"

进入更年期以前，女性患高血压的比例比男性略低，但更年期后则与男性患高血压病的概率无明显差别，高血压患者甚至高于男性。更年期女性由于雌激素水平的下降速度较快，交感神经系统兴奋，细小血管容易痉挛，痉挛重时则血压暂时升高，这称为更年期高血压。高血压是更年期的一种常见病和多发病。因此，对于更年期高血压必须要加以了解，才能够有效地采取预防和治疗措施。那么，更年期高血压有什么特点呢？

专家指出，更年期高血压的特点主要表现在以下三个方面：

1.常以收缩压升高为主

更年期高血压主要表现为收缩压上升，舒张压改变较少或无，脉压差相对增大。并且，更年期高血压患者极易受情绪和外界环境的影响，使血压不稳定，波动太大时就会加重心血管系统的损害，必须要加以留意，避免情绪激动和精神紧张。

2.知晓率低

据调查，尽管更年期高血压的发病率逐年增高，但其知晓率却一直很低，能够及时接受治疗的就更少。再加上更年期高血压病程缓慢的特点，患者经常在不知不觉中发病，又因无明显病状而被忽略，很容易酿成严重后果。

3.病程发展缓慢

更年期高血压自觉症状不典型且轻微，病程发展缓慢，很多患者还可能伴有头昏、头痛、头胀、耳鸣、健忘、失眠、多梦、易惊醒、烦闷、乏力、易疲惫、注意力不集中等症状。

鉴于更年期高血压特点，专家提醒，进入更年期之后更应该定期进行体检，以及早防治更年期高血压以及其他常见疾病。

专 家 提 醒

更年期多在50岁左右到来，此时正值高血压有关发病因素——动脉硬化出现的年龄，因而绝经后的高血压病患者应当查明原因，不能简单将之归为症状性高血压而掉以轻心。查明无品质性病因时，可以考虑与更年期有关，否则应针对病因采取相应治疗措施。

就医前应做好哪些准备

高血压患者求医前准备的充分与否将直接或间接地影响求医的质量。高血压病患者求医前应做好以下准备：

1.忌吃降压药后立即就诊

降压药可掩盖高血压的症状，因此，除病情紧急需用药之外，一般在就诊前不宜服用降压药。

2.忌喝酒或大量吸烟

由于中等量饮酒（尤其是烈性酒）或大量吸烟可引起心率（脉搏）显著加快，血压波动，以及出现其他异常改变，容易产生某些假象，给确诊造成一定困难，因此在就诊前4～6小时内，不要饮酒或大量吸烟。

3.就诊时忌剧烈运动、长途步行、饱食或情绪过于激动

这些因素均可使心跳脉搏快而有力、血压升高而掩盖其真实情况。

4.复诊宜忌

复诊看病前要带上以前的病历和检查结果。病历卡是记录病史的资料。它记载患者什么时候生过哪种病，当时的症状怎样，求医后的诊断是什么，服用过哪些药，如何服用。还会记录当时是否打针，若是打针，还会写明是肌内注射，还是静脉滴注。这些有助于医生更快、更正确地做出诊断，更好、更合理地开出处方，进行对症治疗。病历卡还记录患者是否有过敏史，从而提醒医护人员选择治疗的适宜药物和针剂，避免出现变态（过敏）反应。病历卡的意义还在于它可记载患者有否传染病史，提示医护人员采取相应的措施，取得更佳的医疗效果。此外，病历卡还可记录患者是否住院治疗过，是否做过手术治疗，其临床参考价值颇大。不少外地患者在转院看病时常常忘带当地医院做的化验单、X光片等检查资料，这是很可惜的。重新进行化验检查不仅费钱费时间，更不利于医生对疾病的连续观察与分析。所以在转院特别是到外地医院去求诊时，带上病历资料是十分必要的，保存并携带病历资料到上级医院看病，也是"少花钱，治好病"的窍门之一。

另外，患者如果觉得自己的病较重，最好让自己的亲友陪同前去。家属应该积极配合就诊，配合治疗和预防。应该了解用什么药，怎样用药，在日常生活中应注意些什么事项，以及什么时候需要复诊，这样对治疗可起到非常有益的作用。

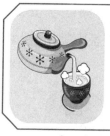

第五节 重防治：

切实远离和控制高血压

高血压是一种终身性的慢性疾病，但是只要及早防治，高血压患者是可以享受与非高血压患者同样的寿命的，甚至在寿命上超过非高血压患者，因为高血压患者往往比其他人群更重视和注意平时的生活，反而减少了很多其他疾病发生的可能。

 做好高血压的 I 级预防

高血压的 I 级预防就是对尚未发生高血压的个体或人群所采取的一些预防措施，消除不利因素，预防或延缓高血压的发生，其方法有以下几个方面：

1.限盐

高钠可造成体内钠水潴留，导致血管平滑肌细胞肿胀，管腔变细，血管阻力增加，同时使血容量增加，加重心脏和肾脏负担，从而使血压增高。所以，应限制钠盐的摄入量。世界卫生组织建议，每人每天食盐的摄入量应在5克以下，而我国人群每日平均摄盐（包括所有食物中所含的钠折合成盐）为7～20克，明显高于世界卫生组织的建议。其主要原因是：人们对进食大量的盐易引起高血压认识不足；在烹调时放入了含高盐的调料，如酱油、豆瓣酱等；由于长期饮食传统的影响，人们喜欢食用盐腌制品，这样就使人们形成了嗜盐的习惯。因此，要大力宣传高盐饮食的危害，改变人们长期嗜盐的不良习惯。具体方法是逐步减少烹调用盐，少食腌制食品，用盐的代用品或用醋、糖、辣椒等其他调料来增加味道。

2.补钾

补钾有利于排钠，可降低交感神经的升压反应，并且有稳定和改善压力感受器的功能，故应注意补钾。我国传统的烹调方法常使钾随之丢失，所以，应提倡多食新鲜蔬菜、水果，如菠菜、香蕉、橘子等含钾较多，可多吃一些。

3.增加优质蛋白质

优质蛋白质一般指动物蛋白质和豆类蛋白质。目前研究表明，蛋白质的质量和高血压脑卒中发病率高低有关。而我国人群蛋白质摄入量基本上接近正常，但质量不好，主要是必需氨基酸含量较低，所以，应增加膳食中的优质蛋白质含量。

4.补钙

钙与血压的关系是10多年来人们研究的重点，多数研究报告认为，膳食中钙不足可使血压升高。原因是钙有膜稳定作用，提高了膜的兴奋阈，使血管不易收缩。钙还可对钙泵和细胞内的Na^+、K^+浓度起调节作用，防止血压上升，所以，应注意补钙。补钙的方法，主要是进食动物性食品，尤其是奶制品，其次是增加豆制品和新鲜蔬菜的量。对于严重缺钙者需要钙制剂来进行补充。

5.减肥

肥胖的主要原因是进食量多和缺乏运动，多余的热量就以脂肪的形式储存在体内。体重超过标准体重的20%以上时，就称为肥胖。肥胖通过高胰岛素血症，可致钠水潴留，引起高血压；而控制主食谷类的进食量，增加活动量，使体重减轻后，可使胰岛素水平和去甲肾上腺素水平下降，进而使血压下降。所以要大力宣传科学减肥，首先就要做到控制食量，减少总热量的摄入，避免"营养"过剩；其次是增加运动量，要适当增加体力劳动和体育活动，克服嗜食糖果、零食的不良习惯。

消除肥胖

6.戒烟

吸烟对人体的危害甚多，尤其是可通过损伤动脉血管内皮细胞，产生血管痉挛等机制，导致血压增高。而且在高血压病患者中，吸烟能降低抗高血压治疗对冠心病的预防作用，因此，戒烟是预防高血压的重要手段之一。

7.限酒

酒精可导致血管对多种升压物质的敏感性增加，使血压升高，所以，我们提倡日常生活中要限酒，至少不饮烈性酒。对有高血压危险因素的人应戒酒。

把握高血压的Ⅱ级预防

高血压的Ⅱ级预防，也就是说，对已经得了高血压的人做到早发现、早诊断、早治疗，预防病情进一步加重，预防心、脑、肾等重要脏器并发症的发生。

怎样做好高血压Ⅱ级预防呢？首先要坚持健康生活方式；其次要及时发现高血压；第三是将血压控制在理想水平；第四要同时控制高血压的危险因素。如果有条件的话，35岁以上的人每年至少应测量一次血压。如果高压和低压分别低于140毫米汞柱和90毫米汞柱，说明血压正常；如果连续3次不在同一天量血压，高压≥140毫米汞柱、低压≥90毫米汞柱，就可诊断为高血压了，此时应去医院寻求合理的治疗。

 重视高血压的Ⅲ级预防

高血压的Ⅲ级预防是指对重症的挽救，以预防其并发症的发生和患者的死亡，促使其恢复劳动能力或生活能力，其中包括康复治疗、药物治疗。药物治疗对减轻心脑血管病的病死率、致残率都至关重要，对预防脑卒中（中风）、冠心病、心力衰竭、尿毒症等有明显的效果。

一般来说，Ⅲ级预防是在社区医生和患者紧密配合下进行的。患者将自己的病情和医生的治疗方案积极主动地提供给社区医生，在社区医生的指导下积极治疗，预防并发症的出现，遇到危急情况应立即和上级医院联系，并及时会诊和转诊。

 高血压常见检查不可少

高血压患者除了按时治疗外，平时必须做一些必要的基本检查，目的是为了掌握高血压的发展及治疗情况。因为高血压能够引起心、脑、肾等脏器的继发性病变。高血压患者的检查项目主要包括以下几个方面：

检查项目一：尿常规检查

尿常规检查是为了了解有无早期肾脏损害，高血压是否由肾脏疾患引起，以及是否伴有糖尿病等。若尿中有大量尿蛋白、红细胞、白细胞、管型，则应考虑慢性肾炎或肾盂肾炎所致的继发性高血压；若仅有少量尿蛋白、少量红细胞，提示可能是原发性高血压所致的肾损害；若发现尿糖，则需进一步查血糖，以判断是否患糖尿病。为了避免误差，留取尿液标本应使用清洁容器，取清晨第一次尿液并及时送检；女患者应避开月经期并留中段尿做尿液检查。

检查项目二：血糖检查

糖尿病患者发生高血压的概率较非糖尿病患者高，而高血压患者并发糖尿病的概率也较非高血压患者高，而且糖尿病和高血压均是冠心病的危险因素。无论是糖尿病并发高血压，或是高血压并发糖尿病，对病情的发展和转归均有不利的影响。测定血糖和尿糖有助于早期发现糖尿病。测定血糖能够鉴别原发性高血压与继发性高血压，因由内分泌疾病导致的高血压，如原发性醛固酮增多症、嗜铬细胞瘤及库欣综合征等常伴有高血糖。

一部分抗高血压药物对血糖的代谢有不利影响，测定血糖的变化能够监控降压药所产生的不良反应，避免产生不应有的并发症，如利尿剂在治疗高血压期间常使血糖增高。

测定血糖和尿糖有助于高血压患者选择抗高血压药物，例如交感神经阻滞剂对一部分糖尿病并发高血压的患者无效，而血管扩张剂有效。

检查项目三：血液生化检查

血液生化检查包括尿素氮、电解质、血脂、血糖、血尿酸、血黏度等，帮助明确高血压是否由肾脏疾病引起，判断高血压对肾脏的影响程度，是否存在某些危险因素及并发症，如高脂血症、糖尿病、高尿酸血症等。

检查项目四：眼底检查

了解小动脉病损情况，以便对高血压病患者分级。例如视网膜小动脉普遍或局部狭窄表示小动脉中度受损；视网膜出血或渗血，

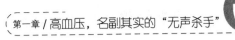

或发生视盘水肿，表示血管损伤程度严重。总之，高血压性视网膜病变能反映高血压的严重程度及客观反映周身小血管病变的损伤程度，眼底检查对临床诊断、治疗及估计预后都有帮助。

检查项目五：肾功能检查

高血压肾病系原发性高血压引起的良性小动脉肾硬化（又称高血压肾小动脉硬化）和恶性小动脉肾硬化，并伴有相应临床表现的疾病，但临床所见的绝大多数是良性肾小球动脉硬化。肾脏的检查一般分为形态和功能两大方面：形态检查可通过B超、静脉肾盂造影、CT、MRI等进行，而功能检查一般只需验血验尿，专家建议高血压患者每年检查一次，以及早掌握肾脏的健康状况。若在验尿时发现尿相对密度（比重）低且固定在1.010左右，且见到尿蛋白、红细胞等异常改变，或验血时发现肾小球过滤下降、血肌酐升高，则说明肾脏已开始病变，必须尽快进行对症治疗。

检查项目六：超声心动图检查

超声心动图是人们常说的B超或彩超中的一种类型，它是利用超声波回声探查心脏和大血管以获取有关信息的一组无创伤性检查方法。包括M型超声、二维超声、脉冲多普勒、连续多普勒、彩色多普勒血流显像。已用于临床的有超声心动三维重建、各种负荷超声心动图试验（包括运动和药物诱发）、经食管超声、血管内超声、造影超声心电图等类型。具体进行哪种检查，需要医生根据患者的具体情况进行判断。

为了了解高血压病对心脏的损害情况，有时需要做超声心动图检查，其可检测出心脏扩大及程度，有助于对冠心病的诊断。

具体来说，进行超声心动图能对高血压患者提供以下有用的信息：掌握高血压左心室肥厚的程度及消退情况；发现是否有左心室室壁运行异常；了解左心室应性及舒张功能情况；了解心脏收缩功能的情况；提供选择有用的信息，如高动力型左心室肥厚的高血压患者可用钙离子拮抗剂或β-受体阻滞剂等。

超声心动图是检查高血压左心室肥厚的敏感性指标，检出率约为50%。超声心动图能够十分准确地测出左心室肥厚、室间隔厚和左心室内径，计算出左心室重量。

检查项目七：X线检查

X线检查是为了观察患者的左心室肥厚和心脏增大程度，常需定期拍摄胸片。例如，有的患者在早期仅发现心室边缘较饱满或心主壁略有增厚，尔后多次复查，发现左心室、右心房明显扩大，则表明心脏病变有所发展，且有可能发生高血压性心脏病。如果胸片见肺淤血等改变，那就提示患者有发展为心力衰竭的危险性。

专家提醒

经过专科医生指导，及时而又恰当地、积极地、长期地、规律地治疗的患者，能减轻因高血压而引起的头痛、头昏、心悸、失眠等症状，减少由于持续性高血压所引起的心、脑、肾等重要生命器官的功能障碍及其可能发生的器质性改变，有利于控制高血压，预防并发症，提高病人的生活质量。同时，在经济上，长期服用降压药的支出也远远低于治疗高血压病所引起的并发症所需的费用。如果不把高血压当回事，顺其自然，后果将不堪设想。

小心"无症状"高血压偷袭你

"无知差点要了我的命！"50岁的老许向别人说起他的"生死经历"时，不禁发出了这样的感慨。而一旁送他到医院的牌友老张讲起2天前那惊险一幕时仍心有余悸："当时我们几个正在玩麻将，突然，老许紧揭胸口，说了声'胸疼得厉害，我受不了了'，看他还想努力说点什么，但说不出声，只是费力喘气，全身大汗淋漓，刚刚还神气活现的人一下子软了下去，可把我们吓坏了，赶紧叫了120，送他去急救。到医院一查，老许的血压已'飙升'至180/130毫米汞柱，且因严重的高血压造成主动脉夹层。大夫说这是因高血压损伤血管内膜致主动脉内膜撕裂，是高血压病的严重并发症，死亡率极高。"

老许说，其实早在几年前单位例行体检时，他已被查出高血压。"当时我才40岁出头，肩扛手提重物都没事，什么头晕、心慌、气短都没有。"后来偶尔出现头晕也没在意。就在出事前3天，他曾有"活动后胸部隐痛憋气"症状，却又认为是工作压力太大了，休息休息就会好。而且，因为"没想到血压高能有什么事"，他依然享受着自己的快乐生活：每天两包烟不离手，一天喝上半斤酒，红烧肘子顿顿有……直到现在忽然倒在了棋盘前，才懊悔不已。

专家说，高血压患者50%是无症状的，或偶尔出现头晕、头痛等不典型症状，很多人不知道自己已经得病。不知晓、不重视，再加上一天到晚忙工作、顾家庭，常会拖到病情恶化时才就医。但这时往往已出现心、肾功能损害甚至中风、心梗，导致残疾、死亡的后果。也因此，中青年高血压患者猝死率往往高于老年人，主动脉夹层就是导致这类猝死的常见原因之一。所以，要保证定期测量血压，重视查体。正常人至少每年测量一次血压，高血压易患人群（有高血压家族史、肥胖、血脂或血糖偏高、长期过量吸烟饮酒、年龄在55岁以上）每半年就要测一次。此外，还要去除危险因素，如科学减重、戒烟限酒，坚持低盐、低脂肪、低糖饮食，适当多运动、保持乐观心态等。确诊高血压病后，一定要到正规医院遵医嘱服用药物治疗。

谨防急进性高血压

急进性高血压多见于40岁以下的年轻人。可由缓进性高血压发展而来，也可起病即为恶性高血压。急进性高血压发病率在5%左右。缓进性高血压的特点是病程进展缓慢，患者常在较长的一段时间里只表现为血压升高，并没有心、脑、肾等器官的损害。缓进性高血压患者只有在精神紧张和情绪激动时血压才会快速升高，常表现为收缩压与舒张压同时升高，经过休息后血压可恢复正常。而急进性高血压则不然。急进性高血压病程短，病情进展迅速。血压显著升高，其舒张压可持续在130毫米汞柱的水平上甚至更高。其临床表现进展迅速，并很快会出现心、脑、肾、眼等重要器官的损害如出现蛋白尿、血尿、氮质血症或尿毒症，短期内出现心力衰竭、视力迅速下降、视盘水肿。该病患者常因脑出血、脑梗死或心力衰竭等而死亡。

对急进性高血压病的治疗应以控制血压为主，要争取在24小时内将该病患者的血压控制在160/110毫米汞柱以下。值得注意的是，在对该病患者使用降压药时，应以静脉滴注硝普钠、尼卡地平或拉贝洛尔为主，禁止使用硝苯地平（心痛定）和利血平。此外，如该病患者合并有左心衰时可首选依那普利，有冠状动脉缺血时可首先静脉滴注硝酸甘油。

专家提醒

恶性高血压是指血压显著升高（常用标准是舒张压超过140毫米汞柱，但也有其他标准），并伴有血管损害的综合征，血管损害可表现为视网膜出血、渗出和视盘水肿。恶性高血压常累及肾脏，约40%的患者有明显的多尿及夜尿。在恶性高血压的病程中，常常发生急性左心衰竭及肾功能衰竭，它们是常见的最严重的后果，也是患者死亡常见的原因。

这些症状应及时入院治疗

高血压是一种发病原因复杂、病情进展缓慢、病期较长且需终身治疗的渐进性全身性疾病。因此，大多数患者明确诊断后，不定期地经门诊检查和用药治疗，或是由基层医疗单位的医务人员观察随访和进行康复指导就可以了。但以下情况需入院治疗。

第一，重度高血压患者或出现了其他脏器受到损害的症状和并发症的患者，需要住院进行详细检查，了解脏器受损程度和并发症的病情，并接受系统治疗者。

第二，高血压急症，包括急进型恶性高血压、高血压脑病等，都需立即入院抢救治疗。

第三，高血压引起的各种严重并发症，如高血压并发急性左心衰竭、脑血管意外、高血压并发急性冠状动脉供血不足等，都需送医院抢救、治疗和监护。

第四，凡高血压病的诊断不够明确，需要入院进行系统观察，进行一系列的特殊检查以明确诊断时。

第五，凡继发性高血压者原发病病情需要住院治疗时，如急性肾小球肾炎、妊娠中毒症。另外，需要外科手术治疗的，如嗜铬细胞瘤、肾动脉狭窄、原发性醛固酮增多症等疾病。

第六，高血压患者经服药治疗，血压持续不降，且患者自感不适症状明显，需住院治疗观察并进一步筛选有效药物时。

当然，患者住不住院，主要是医生根据病情确定。但作为高血压患者本人，应了解和掌握这方面的知识，做到心中有数，掌握主动权，以便一旦病情变化，及时采取相应的措施处置。

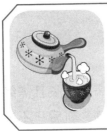

第六节

避误区：千万不可置之不理

广大高血压患者都在尝试很多方法治疗高血压，但却没发现自己可能已经深陷高血压治疗误区，如果不及时走出高血压治疗误区，反而会耽误治疗效果，下面告诉大家一些常见的高血压治疗误区，以便于高血压患者随时提高警惕。

误区一：高血压是胖人的"专利"

千万不要以为只有胖人才会患高血压，其实瘦人也不例外，张伟就是其中一个。张伟35岁，身高1.72米，体重55千克，一天工作时头胀痛得厉害，而且有点头晕，去医院检查，被确诊为高血压，收缩压达到190毫米汞柱（正常人收缩压为140毫米汞柱）。无独有偶，刘大爷今年70岁，身高1.68米，体重仅40多千克，由于最近身体不舒服，感到头昏脑涨，家人赶忙带他去医院检查，结果发现他的收缩压竟高达200毫米汞柱！

专家认为，现在的高血压患者已经打破了传统，出现非胖者甚至瘦人也患高血压的现象。这主要跟现代人的生活方式和工作环境有关。现代人生活节奏变快，工作也紧张，不少人年纪轻轻就承受着各种各样的压力，常因为工作而得不到正常的饮食和休息，睡眠不足质量又不高，有的还经常熬夜。这些长期生活在压力和忙碌中的人群，极易诱发高血压。

专家还认为，如果瘦人患了高血压，其病情发展可能比胖人患高血压更严重。在同样患高血压的情况下，瘦人比胖人更容易出现心脏病发作和脑中风。寻找原因，瘦人患高血压与胖人患高血压相比可能存在这样几个不利因素：

第一，瘦人出现高血压的平均年龄比胖人大，因而其他与年龄相关的并发症，如血管硬化、心脏代偿性肥大等，相对也比较明显。血管硬化使动脉本身的弹性降低，弹性差影响大动脉缓冲血压变化的潜力，也增加血液通过小动脉时受到的阻力。其结果都会助长血压升高，增加降压治疗的难度。

第二，降压治疗方面，常规药物在瘦人身上产生的疗效比胖人差。如果照搬常规，又缺乏对疗效的及时监测，往往会延误病情，加重高血压对动脉内膜的损害。

第三，性情、心理素质方面，瘦人往往在应激反应过程中倾向于急躁、激动。每当人情绪激动、怒发冲冠的时候，血压也会在偏高的基础上再创新高，加重心、脑血管在压力下受伤的几率。

第四，患高血压的瘦人如果还伴有其他疾病，和患高血压的胖人相比，这些疾病更能助纣为虐，加速心血管病情恶化。风湿性关节炎就是其中一例，它会增加瘦人心脏病发作的几率。

因此，瘦人患高血压，更要密切观察和控制血压，定期监测血压，在医生指导下选择并坚持服用有效的降压药物。无论血压高低，都应避免出现紧张、焦虑、激动、发怒等过激的情绪。平时可以练习用深呼吸、改换环境、散步等方法调节情绪、理肠顺气。

 误区二：患了高血压就不能长寿了

有些人在被确诊患了高血压病之后，精神高度紧张，生怕自己哪一天突然得个脑出血。因此，总为自己能活多久担心，惶惶不可终日。其实，这种顾虑是多余的，对身心健康也是十分不利的。

大量事实表明，高血压患者只要在日常生活中治疗合理，同时注意精神情绪的调摄和饮食起居的宜忌，就可以带病延年，甚至比正常人还要高寿。有调查曾对344名90～109岁的寿星进行血压检测，结果发现高血压病患病率高达64.9%，大大超出人们的想象。无独有偶，还有调查曾对249名90～98岁高龄的长寿老人进行了一次全面的健康检查，并进行了详细统计，结果发现这249名老寿星中，竟有145名患有不同程度的各种心血管疾病，其中冠心病和高血压分别排在第一、二位。而且，有些老寿星的心血管病史还很长，在69位患有高血压病的老寿星中，就有60位已患病多年，病史最长的一位老寿星，竟有40多年的高血压史了。这充分说明得了高血压病并非一定就不能长寿。

对长寿老人的观察发现，他们中一般没有特别肥胖的。俗话说："有钱难买老来瘦。"长寿老人80%～90%属消瘦型，即使年轻时稍偏胖，到了老年也会萎缩，体重会减轻。长寿老人随年龄老化，血容量减少，心脏收缩能力下降，排血量减少，血压有下降趋势，不会太高。从血压类型来看，患有高血压的长寿老人大部分属于收缩压升高，而舒张压在正常范围内，为"单纯收缩期高血压"。这是由于血管老化和动脉粥样硬化引起主动脉及周围动脉变硬，正如橡皮管久用变硬一样。因此，除病理性高血压引起血管改变以外，也有生理性老化的结果，使收缩压明显升高但舒张压反倒不高了。

那么，高血压患者怎样才能带病益寿延年呢？关键是要做到以下四点。

1.调饮食

高血压患者饮食宜清淡，摄盐量应适当控制，过多进盐可造成体内钠离子的潴留，使病情加重。贪杯狂饮，可刺激中枢神经系统，引起交感神经兴奋，心跳加快，血压升高，引起脑血管破裂，因此要限酒。多食水果及蔬菜，如苹果、山楂、白菜、萝卜、芹菜、西红柿等。上述食品含有大量维生素C，能改善脂类代谢，降低血浆中的胆固醇和甘油三酯，同时能增加血管的致密性从而防止出血。要食用植物油，尽量少吃或不吃动物油、肥肉等。因动物脂肪可使人发胖，促进动脉粥样硬化。还要忌食过度辛辣刺激的食物及暴饮暴食。

2.调情志

人的精神状态和情绪变化，与疾病的发生发展有密切关系。高血压患者在大喜、大悲、盛怒、惊恐时，常使全身血管过度收缩，血压突然升高及脑血管活动失调，导致脑出血的发生。因此，高血压患者要善于控制自己的情感，保持情绪的相对稳定。

3.慎起居

强体力劳动或超量运动可使心脏排血量增加，全身肌肉收缩，腹压增高，血液相对集中于较大血管，引起血压升高而诱发中风。因此，高血压患者应戒过度劳累，注意劳逸结合，尤其是从事脑力劳动的高血压患者，更要注意白天适当休息，夜间保证睡眠。天气变冷时应及时加衣防寒，尤其是寒潮到来时，血压往往会突然升高，容易导致脑出血、脑血栓等危重并发症。另外，高血压患者切忌久蹲及用力排便，否则，可使腹压增加，血压突然上升而诱发中风。如大便干燥时，应使用开塞露等通便药物，平时要养成按时大便的习惯。另外，性生活也十分消耗体力和能量，高血压患者要有所节制，防止在性交中发生意外。

4.会用药

高血压患者应坚持长时间有规律地服药，但若血压下降过快、过猛，则可导致脑血流量不足，促进脑血栓形成。因此，服用降压药应从小剂量开始，使血压缓慢下降，以后长期巩固，保持平稳，减少波动。不论服用何种降压药，必须遵医嘱行事，不可自作主张随意服用，不可随意减量、加量或停药。应用每一种药物前，必须向医生询问清楚用法、不良反应等，还要搞清怎样减少和避免不良反应。使用降压药后应注意定时测量血压，根据血压的改善程度调整服药的剂量和次数。高血压患者如果能真正做到以上四项要求，可使血压基本稳定，活到耄耋之年并不是非分之想。

专家提醒

　　这些病人中有轻度假性高血压发生（即由于血管变硬要加大压力才能压扁血管，测得的血压可能稍高于真实血压）。由于老年人对环境的适应能力较差，因此会出现血压波动较大，稍有感冒、生气或睡眠不好等，血压就会明显升高。但是，无论如何收缩压高于140毫米汞柱总是不安全的，应当服用少量降压药，防止血压突然升高发生危险。

误区三：血压降得越快越低就越好

　　有些高血压患者认为，血压降得越快越低，说明治疗效果越好，真的是这么回事吗？

　　一般来讲，除了高血压危象、高血压脑病需要紧急降压外，其余高血压患者即使血压水平较高的Ⅱ、Ⅲ期高血压病患者，也应平稳而逐步降压。如果血压降得过快、过低，重要脏器的血液供应就要受到影响，如脑供血不足就会使脑组织发生缺血、缺氧，出现头晕、头痛、眼花、嗜睡及全身乏力等症状；心脏冠状动脉缺血、心肌缺氧时，病人可发生心绞痛、心律失常；血压骤降，还可引起肾功能不全等损害。

　　此外，有些高血压患者常将一天降压药的最后一次放在临睡前或仅在睡前服一次降压药，这种做法是危险的，也是不科学的。当人体处于静止状态，血压可自然下降20%，而且以睡后2小时最为明显。倘若病人临睡前服了降压药，2小时也正是药物的高浓度期，可导致血压明显下降，心、脑、肾等重要器官供血不足，而使病人发生意外。有临床研究报道，致命性脑血管意外中约有40%是由于

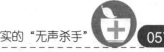

低血压所致，特别是70岁以上的老年人，若收缩压低于100毫米汞柱或低于原有血压15%～20%，则更易发生脑血栓。

因此，专家强调按人类生物钟用药，即上午9～10点、下午2～3点各用一次降压药更为安全有效。

误区四：便秘对血压没有什么影响

有人认为便秘和高血压没有什么关系，因此便秘不会对血压造成影响。其实这种说法是错误的。常年便秘会导致生活质量下降，健康受损，对高血压患者来说，甚至可能引发致命的严重后果。如果说高血压病是引起脑出血的主要危险因素，那么便秘则是脑出血的重要促发因素，便秘对高血压病患者最大的危害是引发脑出血而危及患者生命。

今年69岁的李大爷患有高血压，平时没有明显的病症，只是偶然会觉得有些头晕，吃点药就好了。上个月初开始，李大爷得了便秘，有时如厕半小时都不能解决问题，反复多次如厕，用大力气，两手攥拳使出大劲，没想到忽然觉得头晕眼花，一头栽倒在地，家人立即把他送到医院，结果被诊断为脑出血。幸亏抢救及时，才捡回一条命。

那么便秘为什么会导致脑出血呢？专家认为，高血压病患者如患有便秘，排便时用力过猛，可使心跳加快，心脏收缩加强，心搏出量增加，血压会忽然进一步升高。当压力超过了血管壁的承受能力时，易导致血管破裂，发生脑出血。临床上发现，有相当一部分脑出血患者是由于既往患有高血压病、脑动脉硬化，因大便干燥，用力排便时忽然发病而摔倒在厕所里的。便秘对高血压病患者最大的危害就是能促发脑出血等脑血管病，高血压病患者必须充分重视便秘的危害。平时不仅要留意治疗高血压，也要采取积极的措施防治便秘，以保持大便通畅，防止因便秘造成脑出血等脑血管病发生。

误区五：不定期复查，只顾服药不顾效果

高血压治疗的主要目标是不仅要将血压降至正常或理想水平（小于130/85毫米汞柱），而且要保持长期稳定，进而达到最大限度地降低心血管病的病死率和病残率的目的。可生活中不少高血压患者只顾服药，不做定期复查，也不顾治疗效果。要知道，不定期测量血压，一味服药，使得血压忽高忽低，或者出现不适感，并且易产生耐药性或不良反应。初服降压药者，可3天测一次；血压稳定后可每1~2周测一次；必要时测24小时动态血压。以便根据血压情况，调整药物种类、剂量、服药次数、服药时间。如果不复查血压，更不去做查血、尿等化验，全然不顾血压是否控制理想，靶器官有否损害，则很可能适得其反。因此，高血压患者在服药过程中，一定要定期复查，密切跟踪服药效果，以便医生及时调整治疗方案。

第二章

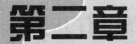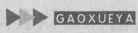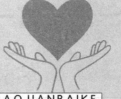

GAOXUEYA

JUJIATIAOYANG BAOJIANBAIKE

食养食疗，健康又受用的降压妙法

俗话说："民以食为天。"饮食能使人健康地活着，但也能使人得病，还能用来治病。中医认为，饮食不仅讲营养成分，更讲饮食文化；既讲现代营养学知识，更讲传统的饮食理念，只有这样才能从饮食中得到健康。这些饮食箴言对于我们治疗高血压也同样适用。生活中，人们的饮食误区比比皆是，如人们往往根据自己的喜好来选择食物，而不是根据身体的需要来选择食物等。因此，为了能够有效降压，我们不仅要吃饱吃好，还要吃得舒服，吃得健康，真正把血压控制住。

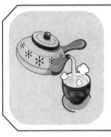

第一节

专家指导：饮食降压有其道

　　说到吃，谁不会，吃了一辈子的饭难道还不会吃？未必，就像有些人洗了一辈子的脸，他未必知道正确的洗脸方法，吃也是一样。对高血压患者来说，如何吃，也是一门大学问。五味忌过、及时补水、适量吃醋、适量饮奶等饮食注意都是高血压患者控制血压的有力武器。

 五味忌过，降压路上须秉持

　　食物的酸、甜、苦、辛、咸5种味道，统称为"五味"。"五味"不仅是人类饮食的重要调味品，可以促进食欲，帮助消化，也是人体不可缺少的营养物质。但五味不可太过，对于高血压患者来说，五味太过，会影响血压的稳定。因此，防治高血压应注意在食物搭配上注意五味的量的选择，在饮食上秉持"五味不过"的原则。

1.不过"酸"

　　酸味入肝，有助于滋补肝阴、疏散肝气、增强消化功能，并促进钙、铁等矿物质与微量元素的吸收。适当吃酸味食物不仅可以助消化，杀灭胃肠道内的病菌，还有防感冒、降血压、软化血管之功效。但过量摄入酸味食物又能使肠胃黏膜受损，造成肠胃不适、胃溃疡等肠胃疾病的发生，因此，高血压患者不宜多吃。酸味食物主要有醋、山楂、葡萄、猕猴桃、西红柿、石榴、乌梅、橙子等。

2.不过"甜"

甜味入脾，甜味食物有补养气血、补充热量、解除疲劳、调胃解毒、和缓、解痉挛等作用。但高血压患者需限糖，因为吃糖过多会导致肥胖，显然对血压不利。常见的甜味食物有白糖、红糖、桂圆肉、蜂蜜、甘薯、玉米、炸糕、油条、奶油蛋糕、巧克力、奶类雪糕等。

3.不过"苦"

五味中，苦味是最不受欢迎的。但苦味食物具有清心泻火、消暑除湿、坚固阴精的功效。如苦瓜，常吃能治疗水肿病。平时容易上火的人宜多吃点苦味食物，以帮助泄心火，又能养心阴。但苦味食多寒凉，过度摄入容易造成体寒、虚弱和血循环障碍，因此高血压患者也应多加注意。常见的苦味食物有苦瓜、莲子心、百合、苦丁茶、芹菜、咖啡、芥菜、苦麦菜等。

4.不过"辛"

辛味是入肺经的，所以它很容易被肺所吸收。辛味食物有发汗、理气之功效。人们常吃的葱、蒜、姜、辣椒、胡椒，均是以辛为主的食物，这些食物中所含的"辣素"既能保护血管，又可调理气血，疏通经络。经常食用，可预防风寒感冒。但嗜辛又会造成对喉咙和肠胃黏膜的伤害，还容易导致体内火气旺盛，因此高血压患者不宜多吃辛辣。酒属于"辛"类食物，高血压患者应限制酒的量。辛味食物主要有青椒、胡椒、辣椒、生姜、白酒等。

5.不过"咸"

咸味入肾，有补益肾精、软坚散结、活血化淤、泻下通肠的功效。人体在呕吐、腹泻、大汗之后宜喝适量淡盐水，以保持正常代谢。但是咸味食物也要适量，过食咸食容易增加肾脏的分解负担，损伤肾脏，还容易使血压升高。高血压患者、肾病患者以及骨病患者要少吃咸，否则会使病情加重。常见的咸味食物有盐、海带、紫菜、海蜇等。

及时补水，改善血液循环的有效途径

水是人体必不可少的营养成分。对于高血压病患者，水更是具有特殊而至关重要的作用。高血压病患者本身极易出现血管失去弹性引起的血管壁变厚，血管内腔狭窄，以致出现血液循环不良的现象。与此同时，一些老年患者的血液本身也变得与年轻时不同，红细胞与白细胞等固体成分占的比率增高，尿素与尿酸等代谢产物的排泄不良，所以血液黏稠度增加。黏稠度增高的血液勉强地通过动脉硬化血管的管腔，容易引起血管堵塞，形成脑血栓，导致脑梗死和心肌梗死。

医学研究认为，血液是由45％的红细胞与白细胞成分及55％的含有蛋白质、糖、脂肪、矿物质的血清液体成分组成的。除了红细胞和白细胞的比率增高引起血液黏稠度增加外，血液中的脂质增加也会使血黏稠度增高，影响血液循环。多余的脂肪贴在血管壁上极易引起动脉硬化。

可是，减少过多的脂肪需要时间，而高血压病患者又不能有效避免动脉硬化，唯一可以改变的就是设法使血液保持畅通，改善血液循环。研究表明，补充水分是改善血液循环的有效途径，因为水可以稀释血液，使血液恢复流畅的状态；反之，如果不能及时补充水分，则会进一步促使血液黏稠度增加，从而引起血压升高，甚至形成脑血栓。同时，人体缺失水分也会使大便干燥，容易引起便秘，这也是导致血压升高的重要原因。

高血压患者应多喝自来水、矿泉水等硬水，避免喝纯净水、蒸馏水等软水以及含糖量高的饮料。因为硬水中含有钙、镁等人体所必需的金属元素。不过，一次饮水过多，很容易在短时间内增加血液循环量，从而引起血压一时性上升，所以，高血压病患者一日之中应多饮几次，每次200~300毫升，一日饮水总量合计在2500~3000毫升最好。而且不要等到口渴了才喝水，口渴说明体内已经严重缺水，应该每隔1~2个小时就补充一次水分。

专 家 提 醒

晨起要饮杯白开水

为了防止高血压病在早晨9~10点的高峰期发作，最有效的办法是清晨起床后适量地补充水分。晨起饮水的目的是补充前一夜丢失的水分，也可以避免血液黏稠时就开始一天的各种活动，引发血栓。研究和实践表明，白开水是承担这一任务的最佳选择。

适量吃醋，降低高血压的风险

醋，可以称得上是最健康的调味品，古人冠醋以"食总管"的美称。千百年来，人们在烹饪时，无论爆、烧、炒、炸、烤、煎、蒸，还是汆、熘、拌、烩都要加些醋，以去腥解腻，增进菜肴风味。宋代诗人、美食家苏东坡在镇江焦山品尝鲥鱼时，曾作诗赞美道："芽姜紫醋炙银鱼，雪碗擎来二尺余；尚有桃花春气在，此中风味胜药炉。"醋不仅能增添菜肴的滋味，而且在医疗上也有重要地位。

适当多吃不仅可以美容、减肥，还能够降低患高血压、动脉硬化、中风等疾病的风险。醋具有软化血管的作用，这可能与醋中所含的皂素有关，这种成分可以排除黏附在血管壁上的一种脂肪，从而减少血液中胆固醇的含量，起到软化血管的作用，因而喝醋或者是喝含醋的饮料具有降血压的功效也就不足为奇了。对于高血压患者来说，餐桌上不妨经常来盘醋拌菜、醋熘菜，如酸辣瓜条、醋熘土豆丝、西湖醋鱼、醋拌蜇头等。即使没有高血压，做菜时适当加点醋不仅能增进食欲，帮助消化，也能起到软化血管、防止血管内杂质沉积、预防高血压的作用。

按食醋生产方法的不同，食醋可分为配制醋和酿造醋。配制醋是以食用冰醋酸，添加水、酸味剂、调味料、香辛料、食用色素勾兑而成，仅具有一定的调味功用。而酿造醋是以粮食为原料，通过微生物发酵酿造而成，其营养价值和香醇味远远超过配制醋，具有调味、保健、药用、医用等多种功用。因此，高血压患者一定要选用酿造醋而不要选择配制醋。高血压患者要想确保醋能发挥更好的功效，可以选择直接喝，比如早晚各喝一匙，因为加热等烹饪方法会影响醋的作用，一般经过高温加热的醋其降压功效会有一定损失。

此外，如今市面上比较流行水果醋，是一种醋饮料，有柠檬、橙、桂圆、香蕉、苹果等十几种，是一种源于欧美国家和日本的潮流饮料，也是高血压患者不错的保健饮品，它口感比调味醋更柔和，并含有丰富的矿物质钾，可以帮助人体排出过剩的钠，有一定辅助降压的功效，但不可过多饮用，每天最多2～3杯，否则会对胃肠造成不同程度的伤害，而且喝完后应马上漱口，以免腐蚀牙齿。

适量饮奶，有助血压稳定

有些人认为牛奶富含蛋白质、脂肪，热量高，高血压患者不宜多喝。殊不知，牛奶具有防治高血压的作用。

牛奶中含钙、钾等元素较多，对防治冠心病、高血压有好处。

且大量流行病学调查发现，钙摄入量越少，高血压的患病率越高。据有关资料介绍，每天补充1克钙，8个星期可使高血压患者血压下降1～2个毫米汞柱。牛奶中所含的蛋白质，有清除血中过量的钠的作用，所以能防止动脉硬化、高血压的发生；其中的蛋白还有助于保持血管的弹性，延缓动脉硬化。

虽然牛奶营养丰富，适合高血压患者饮用，但有的高血压患者喝牛奶会引起腹胀或腹泻，这多是由于饮用方法不当造成的。那么，如何喝牛奶才更健康呢？

1.适量饮用

牛奶作为营养价值极高的食物之一，如果喝少了，效用难以发挥；但喝多了又容易造成消化不良和吸收受阻。因此，我们必须根据自身的年龄和身体状况来衡量每天的牛奶摄取量。一般情况下，高血压患者每天喝400～500毫升牛奶为宜。

2.饭后喝最好

其实什么时候喝牛奶最好并没有一个确切的定论，但有研究发现，食物中的淀粉能够让牛奶在胃中的停留时间更长，也有助于营养物质的吸收。所以说，一日三餐都可喝牛奶，但建议最好在饭后喝。

3.加热时间不宜过长

有人认为牛奶在煮沸之后继续加热5分钟能够让奶香味更加浓郁，口感更佳。但专家称，这种做法是极其错误的。因为牛奶中的蛋白质颗粒在60℃时会脱水成凝胶状态，当加热到100℃时，牛奶将会发生化学变化，不仅影响色香味，而且还可能产生其他化学物质，使营养成分流失。

4.不宜加热放糖

有些人喜欢喝甜牛奶，所以在加热牛奶的过程中会添加一些白糖以作调味之用，其实这是一种非常不科学的做法。因为牛奶中含有赖氨酸，而白糖中含有果糖，当两者在高温下相遇后就会生成结合物果糖赖氨酸。这种结合物不仅不易消化，而且还会破坏蛋白质的营养价值，更糟糕的是，它还含有一定的毒性。所以，切记千万不要将牛奶和糖混合在一起加热，如果真想喝甜牛奶的话，必须等牛奶完全冷却后才可加糖调味。

5.不宜空腹饮用

空腹喝牛奶时，牛奶中的蛋白质只能代替糖类（即碳水化合物）转变为热量而被消耗，起不到蛋白质构造新组织、修复旧组织的作用。

此外，喝牛奶要注意小口品尝，不要大口饮用。否则牛奶进入胃中，与胃酸接触后很快就会形成一种酸性蛋白质脂肪块状物，不仅不易吸收，还有可能引起下痢和异常发酵。未喝完的牛奶应存放在冰箱中，以免变质和被光照破坏其中的维生素，降低营养价值。

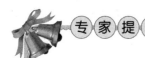 专家提醒

高血压患者要喝脱脂牛奶

按含脂量的不同，牛奶可分为全脂、半脱脂、脱脂三类，其中全脂牛奶含有牛奶的所有成分，口感好，热量高，适合少年儿童、孕妇和老年人饮用；半脱脂奶是一种大众消费型牛奶，比较适合中年人饮用；而高血压、高血脂、血栓患者、糖尿病患者、肥胖者应饮用脱脂牛奶。

 连续饱食，会增加心脏负担

很多人都认为胃口好、吃得多是好事，尤其是老年人，认为吃

得多是身体健康的表现，说明身体各器官的代谢功能仍然不错；但专家提醒，高血压患者三餐吃得过饱，会增加心脏的负担，因为机体进食后需要进行消化，大部分血液便集中于肠道，对于心脏的供血就随之减少，从而影响血压的稳定；同时，高血压患者很容易患冠心病，有些患者还可能合并有动脉硬化、斑块或血管狭窄等，当心脏的供血量减少时，就会对本已超负荷工作的心脏造成更大健康隐患。另外，三餐过饱还会使血脂水平增高，引起患者体内的血液改变，包括血流慢、血液淤滞等，久而久之就容易形成高脂血症；血流变慢，还会使红细胞、血小板等血中的成分易于聚集，形成血栓，而血栓则是形成心肌梗死的主要原因。

此外，高血压患者长期饱食还会使得摄入的营养超过身体的需求量，不但会使得过多的脂肪贮存在体内，而且由于营养过剩还会使得糖和蛋白质也在体内转化成脂肪贮存起来，很容易导致肥胖，而肥胖不仅是引发高血压的原因，也特别不利于高血压患者病情的稳定。此外，因饮食而贮存的脂肪大多分布在皮下、肝脏、腹壁以及腹腔内的大网膜和肠系膜上，会造成腹压增高、腹壁肌肉松弛、腹部向外突出，这样不仅走路困难，而且稍微活动一下就会气喘，高血压患者表现得会更加明显，而且体内积存的脂肪越多，活动就越困难。

因此，高血压患者应"管住嘴"，不要因为胃口好就吃得过饱，最好吃到刚刚好为宜，晚餐最好吃七八分饱。对高血压患者是如此，对健康人也不例外。健康人长期连续饱食也不利于健康，会使人未老先衰，脑力劳动者表现得尤为明显。

迷恋"速食"，高血压患者有风险

据调查，爱吃速食的人患高血压的比例要比不吃速食的人多，也就是说爱吃速食的人患高血压的风险相对大。这是因为，为了让食物保存的时间长一点，生产商往往会加入相对多的盐到食物中，比如一包方便面大约会加入2300毫克盐，这样速食食品如方便面、速冻饺子等就含有相对较高的盐分，而长期食盐过量会导致高血压、中风、冠心病等心脑血管疾病。

对于儿童来讲，市场上出售的速食食品如干脆面、油炸薯片、三明治、蛋糕、饼干等都极具诱惑力，不少家长也经常给孩子买这类食品吃，殊不知，这些食品与上面所讲的速食食物一样都有含钠量偏高的特点，而且为了使其松软和膨化，有的食品中还常常会加一些碳酸钠等钠化合物，虽然经过这样处理的食品从口感上可能觉得不太咸，但实际上含钠量已经明显增多了。这对于防治儿童高血压是十分不利的。

一般来讲，健康人通过饮食摄取的最佳盐量每人每日不超过6克，如果能长期保持摄入的食盐量低于6克，可使25～65岁人群的收缩压降低9毫米汞柱，这对于防治高血压是十分有利的。因此，对于爱吃速食的儿童，一直忙于工作而无暇做饭、常常依靠速食过日子的成人，尤其是高血压患者，一定要注意尽量控制自己每天食用速食食物的分量。

高脂饮食，降压路上的陷阱

世界各国流行病学调查结果表明，饮食中饱和脂肪酸的摄入量与高血压、动脉粥样硬化等发病率密切相关。工业越发达、生活越富有的国家，高血压的发病率就越高。近年来，我国社会经济迅猛发展，老百姓富裕了，饮食结构逐渐西化，表现为脂肪含量很高的西方快餐食品越来越多地被中国人特别是年轻人接受。随之而来的，是我国高血压发病率不断上升。

为什么高脂食物会导致高血压呢？这是因为摄入过多的脂肪尤其是动物脂肪后，除了会造成脂肪沉积产生肥胖以外，还会增加饱和脂肪酸在人体的含量，这也是造成血压增高的重要原因。

另外，研究表明，高脂肪饮食会使人身体的氧化负担过重，造成一氧化氮（NO）生物活性降低，从而引起高血压。2005年，美国加利福尼亚大学的瓦则瑞博士做了一个有名的动物实验，他仿照美国人的饮食结构为大鼠制订食谱，结果发现，高脂饮食造成的氧化负担过重诱发了大鼠的血压增高。实验进行了2年以后，终止了给大鼠喂食高脂饮食，而代之以健康饮食，发现大部分异常可以逆转。这充分说明，纠正不良的饮食习惯是可以防止高血压的。

高胆固醇饮食，降压路上的绊脚石

高血压病患者要控制富含胆固醇的动物脂肪和其他食物（如蛋黄、动物内脏、鱼子、虾、蟹黄、墨鱼等），这是因为：

第一，经过动物实验和人类饮食习惯的调查，肯定高胆固醇的食物与动脉硬化的发生和发展有关系。

第二，进食的数量可直接影响血液中胆固醇的水平。血液中胆固醇增高后，便容易沉积到血管壁中而发生动脉硬化。不过，如果是年轻而且症状轻的高血压病患者，几次测定血液中的胆固醇的数值又都不高，加上体型也不过于肥胖，其脂肪类食物的摄入可不必过分限制。但年龄在40岁以上的高血压病患者，即使血液中的胆固醇的数量不高，目前也还没有并发动脉硬化症，仍应摒弃富含胆固醇的食物。荤腥食物（含动物性脂肪的食物）都或多或少含有胆固醇，对高血压病特别是动脉硬化的患者是很不相宜的。但也不必视如"猛虎"，全加禁忌，而应该根据血中胆固醇含量水平及是否有动脉硬化等情况适当予以控制。一般应选择每100克食物中含胆固醇在100毫克以下的食物为好。

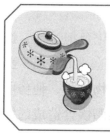

第二节 科学进补，营养素是最好的"防御剂"

现代医学研究表明，高血压除了与食盐摄入较高、吸烟、肥胖、遗传、职业、环境等因素有关外，许多营养因素，如膳食中钾、镁、钙、维生素C、维生素E的含量与高血压的发病也有关。因此，适当进补含有钾、镁、钙、蛋白质等营养素的食物对防治高血压也是十分有效的。

钾：增加尿中钠的排出，降低血压

对高血压人群的研究发现，膳食中钾含量低的人群中，高血压患病率则高，而相同剂量的钾的降压作用，是钠升压作用的3倍。

研究发现，钾对血压有独立于钠及其他因素的作用。钾对血压的影响主要是钾可增加尿中钠的排出，使血容量降低，血压下降。在低钠摄进时，高钾对血压的影响并不大。含钾高的饮食还可预防中风。高血压的典型特征是动脉管壁增厚。当给予足量的钾后，即使是高血压患者，动脉壁也不再增厚。故钾对血管具有保护作用，可防止动脉壁不再受高血压的机械性的损伤，从而降低了高血压患者中风的发生率。

为此，要预防高血压，应增加钾的摄进。研究表明，天天摄入3500毫克的钾会对抗钠的升血压作用，使你的血容量和血压降低。

补钾的方式主要有药补和食补。对于长期服用含利尿剂降压药者，应同服适量的钾盐（氯化钾）。有的复方降压片内已含有氯化钾，但同时也不要忘记从饮食中补充钾。这适用于全部高血压患者，也包括那些轻度高血压尚未服用降压药的病人。含钾丰富的食品很多，肉类产品主要有瘦猪肉、牛肉、鱼及其他；蔬菜类主要有小白菜、油菜、黄瓜、南瓜、西红柿、土豆、山芋、葱、蒜、榨菜等；水果类主要有橘子、香蕉、桃、无花果、葡萄干等。

镁：防止心动过速的"心血管卫士"

在一项关于高血压病因的研究中发现，给患者服用胆碱后，患者高血压的病症，像头痛、头晕、耳鸣、心悸都有所减轻。据研究，体内胆碱可以在维生素B_6的辅助下，由丝氨酸合成，但在这个过程中，维生素B_6必须有镁的帮助才能形成磷酸化的活性形式，参与胆碱的合成。在某种程度上说，镁影响着胆碱的合成及生理功能的发挥。从生理学角度讲，镁能降低血压是由于其能稳定血管平滑肌细胞膜的钙通道，激活钙泵，排出钙离子，泵入钾离子，限制钠进入到细胞内。此外，镁能减少应激诱导的去甲肾上腺素的释放，起到降低血压的作用。

高血压患者中往往存在严重的缺镁情况，引起缺镁的原因有很多，如：经常饮用"纯水"。"纯水"包括纯净水、蒸馏水、太空水，这些水固然纯净，但加工在除去有害物质的同时，也除去了包括镁在内的许多有益的矿物质，长期饮用会影响镁的摄入量，因此，专家们提出"水要净化，不要纯化"；食用过量食盐、腌制食品、含钠高的食品会使细胞内的镁减少；饮食结构不合理，蛋白质和脂肪摄入过多，蔬菜摄入量不足，会影响到人体对镁的吸收；常食用加工过于精细的食物，也会导致食物中镁含量大大减少；经常食用磷过剩食品，食物中的磷化物会导致肠内镁吸收困难，如动物蛋白、动物内脏等。同时，饮食注意钙的补充，可以缓解磷对镁吸收的影响；咖啡和茶水中的咖啡因会使食物中镁在肠内吸收困难，造成镁排泄增加。心理和生理疲劳、情绪波动引起的应激反应，可使尿镁排泄增加。

消除导致人体缺镁的因素，安排合理的饮食结构，多吃绿色蔬菜，常喝硬水，多食一些含镁食品，人体就可获得满足正常需要量的镁。不但对高血压患者控制病情有益，对于正常人保持身体的健康也大有裨益。

含镁高的食物有很多，如：蔬菜有慈姑、茄子、油菜、萝卜等；水果有柠檬、橘子、葡萄、香蕉等；谷类有鲜玉米、糙米、小米、小麦胚芽等；豆类有豌豆、黄豆、蚕豆；水产类有海参、鲍鱼、紫菜、墨鱼、沙丁鱼、鲑鱼、蛤蜊等。另外，榛子、松子、西瓜子也是高镁食品。而脂肪类食物、富强面粉、白糖则含镁较少。

钙：含钙饮食是高血压的"克星"

当问及"钙缺乏会对健康带来什么影响"时，人们首先浮出脑海的答案是"骨骼与牙齿"。这个答案无疑是正确的，但还不够全面，因为钙不仅仅影响骨骼与牙齿，对其他疾病也有影响，譬如高血压即是其中之一。

医学研究人员在调查中发现，每日食钙量少于0.5克的孕妇，与食钙量大于1克的孕妇相比，前者高血压的发病率高于后者10～20倍。对一般人群调查结果显示，每日食钙量小于300毫克者，高血压的发病率是每日食钙量大于1200毫克者2～3倍。我国流行病学也证实，人群平均每日钙摄入量与血压水平呈显著负相关，也就是说，日钙摄入量多者血压低，少者则反之。人群日均摄钙量每增加100毫克，平均收缩压水平可下降2.5毫米汞柱。舒张压水平可下降1.3毫米汞柱，因此，研究人员指出，钙吸收减少是高血压的发病原因之一。

还有学者对580例高血压患者和330例正常人进行观察，让他们每日服用超过正常规定量800毫克的钙，8周后发现高血压患者收缩压和舒张压都有下降，而正常人不变。那么，补钙为什么能降低血压呢？目前认为，可能由如下机制所致：

第一，高钙可对抗高钠所致的尿钾排泄增加，而钾离子对稳定细胞膜起重要作用。维持足够的高钙摄入，可抵抗高钠的有害作用。

第二，钙的膜稳定作用。钙结合在细胞膜上可降低细胞膜通透性，提高兴奋阈，使血管平滑肌松弛。

第三，钙自身可阻断钙通道，使细胞外的钙离子不能进入细胞内。

此外，有学者认为，40%的血压升高与甲状旁腺有关。甲状旁腺可产生一种耐高热的多肽物质，这是引起高血压的罪魁祸首，称为"致高血压因子"。"致高血压因子"的产生受低钙饮食刺激，而高钙饮食可抑制其产生。

缺钙会引起高血压，因此在膳食中，我们要及早注意饮食中钙的供应和吸收，这对高血压防治是有益的。含钙较多的食物有奶及奶制品，大豆及豆制品，鱼、虾皮、蟹、蛋、黑木耳、黑芝麻、紫菜、海带、雪里蕻等，以上这些含钙丰富的食物在日常生活中均应注意适当摄入。

维生素C、维生素E：供应一氧化氮舒张血管

一项初步的研究认为，富含抗氧化剂的维生素C和维生素E的饮食有助于降低高血压。科学研究认为，食用含有自由基（自由基是一种与心脏病及其他慢性病有关联的化合物）的食物的老鼠具有较低水平的一氧化氮和较高的血压，而在老鼠的食物中加入维生素C和维生素E则可以部分地逆转这个退化的过程，使血压降低。维生素C和

维生素E是抗氧化剂，可以使对细胞有破坏性的自由基失效，其原理可能是通过保障体内能舒张血管的一氧化氮的供应。抗氧化物以多种形态存在于许多蔬菜和水果中，能强有力地调节血压。研究者认为，氧化压力的存在，或使一氧化氮不活泼的自由基的水平升高，可能导致高血压。通过给予抗氧化剂降低自由基的水平，应该可以提高一氧化氮的利用率并降低血压。为了检验这个理论，研究者人为地降低了老鼠体内一种天然抗氧化剂——谷胱甘肽的水平，造成一种"氧化重压"状态。结果是老鼠体内的一氧化氮水平下降且血压升高。而添加维生素C、维生素E到老鼠的饮食中减轻了这种退化的过程，并导致一氧化氮的水平升高以及血压的部分下降。但抗氧化剂并未完全逆转高血压。

维生素C和维生素E都可以通过膳食进行补充。富含维生素C的食物有西红柿、南瓜、苹果、猕猴桃、辣椒、胡萝卜、橘子、柚子、红薯、芹菜等；富含维生素E的食物有：果蔬、坚果、瘦肉、乳类、蛋类、压榨植物油等。果蔬包括猕猴桃、蔬菜、卷心菜、莴苣、甘薯、山药。坚果包括杏仁、榛子和胡桃。压榨植物油包括向日葵子、芝麻、玉米、橄榄、花生、山茶等。此外，红花、大豆、棉子、小麦胚芽、鱼肝油都有一定含量的维生素E，含量最为丰富的是小麦胚芽。

蛋白质：多肽抑制血管紧张降血压

蛋白质是生命活动的最重要的物质基础，从每个细胞的组成到人体的构造，从生长发育到受损组织的修复，从新陈代谢到酶、免疫机制及激素的构成，从保持人的生命力到推迟衰老、延年益寿都离不开蛋白质。

近年来，国内外学者对蛋白质的摄入与高血压的关系进行了深入的研究，结果表明，多摄入优质蛋白质的高血压患者的发病率下降，即使高钠饮食，只要摄入高质量动物蛋白，血压也不升高。据调查，一些沿海地区渔民长期海上作业，精神高度紧张，睡眠时间少，吸烟饮酒普遍量大，盐的摄入量也高，虽然存在许多高血压的危险因素，可是渔民的高血压患病率都比较低，冠心病和脑血管病的发病率也较低，专家们认为与膳食中蛋白质摄入多以及不饱和脂肪酸高有关。

优质动物蛋白质预防高血压的机制，可能是通过促进钠的排泄，保护血管壁，或通过氨基酸参与血压的调节（如影响神经递质或交感神经兴奋性）而发挥作用。因此，在日常生活中一味强调素食来预防高血压是不可取的。我们在饮食中应适当地选择动物蛋白，如鸡、鸭、鱼、牛奶等，尤其是鱼是不可少的。

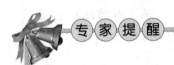

专 家 提 醒

要适量摄入蛋白质

虽然蛋白质对预防高血压有一定作用，但是从蛋白质的代谢来看，作为升压因子的可能性并不能完全排除，因为在蛋白质的分解过程中，可以产生一些具有升压作用的胺类，如酶胺色胺、苯乙胺等，这些物质在肾功能正常时能进一步氧化成醛，由肾脏排出体外。但若肾功能不全或肾脏缺氧时，可导致胺的蓄积，完全有可能显示升压作用。另外，人体的三大营养要素，蛋白质、脂肪和糖在体内是可以相互转化的，蛋白质摄入过多，热量过高，久而久之，也可造成肥胖、血管硬化，也会造成血压升高，因此，人们应适当摄取蛋白质。

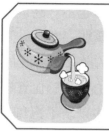

第三节

瓜果大餐，降压任你选

有些酸甜可口的瓜果降压效果不错，高血压患者可以根据自己的情况进行适量选择，如：苹果，减肥降压对抗动脉硬化；香蕉，富含钾、镁的降压佳果；西瓜，利尿降压疗效好；山楂，消食、降压又利尿；大枣，能有效软化血管；金橘，有效防止血管破裂；猕猴桃，解渴利尿降血压；无花果，健胃利咽又降压。

 ## 苹果，减肥降压对抗动脉硬化

苹果的营养价值和医疗价值都很高，被越来越多的人称为"大夫第一药"，国外有句俗语叫"每天吃苹果，医生远离我"，中国人则常说"饭后吃苹果，老头赛小伙"。

现代医学研究表明，高血压病的发生往往与人体内钠盐的积累有关，人体摄取过量的钠，是脑卒中（中风）和高血压病的病因之一，而苹果中含有一定量的钾盐，可将人体血液中的钠盐置换出来，有利于降低血压。苹果中含有较多的苹果酸，可使积存在体内的脂肪分解，具有减肥作用。苹果酸能降低胆固醇，具有对抗动脉硬化的作用。苹果中含有果胶质，它是一种可溶性纤维质，也有助于降低胆固醇。苹果还富含粗纤维，能刺激肠道蠕动，促进排便。

有学者建议，为了治疗高血压病和实施减肥，每周可安排一次"苹果日"，高血压患者可以在每周的"苹果日"吃300~400克苹果，而不吃别的食物，大约5个"苹果日"后，便可见血压下降。以后再视血压的情况决定是否继续进行下一个疗程。日本医学家研究报告，对30名高血压病

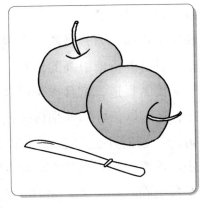

患者进行比较观察，一组吃苹果辅助以治疗，一组不吃苹果，10日后，吃苹果者比不吃苹果者的血压明显降低。苹果能防止血中胆固醇的增高，高血压病、动脉粥样硬化症、冠心病患者，适宜长年不间断地食用苹果，至少每日吃1~2个中等大小的苹果，持之以恒，必见其效。

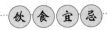 饮 食 宜 忌

　　苹果营养丰富，非常适合婴幼儿、老人和高血压患者食用。但由于苹果含有糖分较多，性凉，所以高血压合并糖尿病患者以及心、肾功能较差以及腹痛腹泻的人应禁食。此外，苹果不宜在饭前吃，否则会影响正常进食和消化。苹果也不宜与海产品同食，因为苹果中含有较多的鞣酸，与海产品同食会引起腹痛、恶心、呕吐等。

 ## 香蕉，富含钾、镁的降压佳果

　　香蕉是人们喜爱的水果之一，因为生长时一叶舒展，一叶枯焦，所以又叫焦果，原产地印度和马来西亚，随后被传到了世界各地。

　　香蕉的营养十分丰富，含糖类（碳水化合物）、蛋白质、粗纤

维，以及钙、磷、镁、锰、锌、铜、铁等矿物质元素，且脂肪含量很低，是一种营养价值很高的食物。据《海外文摘》报道，常食香蕉可以降低血压，还可以治疗动脉粥样硬化及冠心病，特别对小儿高血压有较好的疗效。香蕉是十分典型的高钾食物，且不含胆固醇类成分。每100克香蕉食

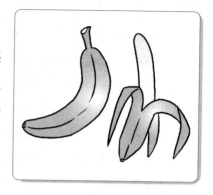

部含钾量高达256毫克，含钠量则很低，仅0.8毫克，其K因子（钾/钠比值）为320，大大高于有效降压界定值（K因子≥10）。因此，医学专家、学者们都一致认同，香蕉是防治高血压病的优质水果。香蕉中所含降血压的钾离子，有抵制钠盐过多所致的升压和损伤血管的作用；同时，可改善并调整钾钠比，即适当服食高钾食物可有效地降低机体对钠盐的吸收，并且对心肌细胞也有较好的保护作用。医学专家们指出，人体缺钾时常伴有头晕、无力和心律不齐等症状，而香蕉中恰好富含这种重要的营养素。对于高血压病并发动脉粥样硬化（包括脑动脉硬化、眼底动脉硬化等）、冠心病患者来说，常食香蕉或香蕉茶、香蕉粉等均有较好疗效。尤其是患有大便燥结的高血压病者，食用香蕉效果尤为显著。

饮 食 宜 忌

香蕉营养丰富，老少皆宜，尤其是减肥者的首选；而且特别适宜大便干结、痔疮、肛裂以及高血压、胃溃疡、肺结核以及癌症病人食用。但香蕉性寒，凡有慢性肠炎、虚寒腹泻者应忌食或少食。另外糖尿病患者也应忌食或少食。此外，生香蕉含有较多的鞣酸，对消化道有收敛作用，会抑制胃肠液分泌并抑制胃肠蠕动，吃多了不仅不能通便，反而会加重便秘。

西瓜，利尿降压疗效好

西瓜，又叫夏瓜、寒瓜，原产非洲，有"瓜中之王"之称，因是在汉代从西域引入，故称"西瓜"。

中医认为，西瓜营养丰富，有生津除烦、止渴解暑、清肺胃、助消化的功能。在急性热病发烧、口渴汗多、烦躁时，吃上一块甜而多汁的西瓜，症状会马上改善。

西瓜可防治高血压病。西瓜几乎不含脂肪，而西瓜的汁液几乎包括了人体所需的各种营养成分，如瓜氨酸、精氨酸、苹果酸、乙二醇、甜菜碱、腺嘌呤、蛋白酶、苷以及胡萝卜素、维生素C、多种矿物质等。西瓜为高K因子（钾/钠比值）食物，每100克食部含钾量87毫克，含钠量仅有3.2毫克，其K因子为27.19。这对中医运用西瓜食疗"除烦止渴，宽中下气"，防治高血压病是有力的佐证。西瓜肉中的瓜氨酸及精氨酸等活性成分，能增进肝中尿素形成，有助于利尿、降低血压。另据有关资料报道，西瓜所含苷成分有降低血压的作用。因此，高血压病患者以及有血压升高现象的人，在春、夏之交到秋、冬季节适量服食西瓜，对治疗高血压病是大有帮助的。西瓜皮（俗称西瓜翠衣）、西瓜子仁与西瓜一样，也有较好的防治高血压病作用。

饮食宜忌

西瓜性凉，过分的寒凉刺激会减弱正常的胃蠕动，有时会引起消化不良或腹泻，所以不要吃刚从冰箱里拿出来的西瓜。西瓜不能食用过多，特别是患有慢性肠胃炎以及消化性溃疡病的人和脾胃虚寒者一次不宜多食，否则大量的水分进入胃中，冲淡胃液，容易造成肠胃功能紊乱，使胃肠道抵抗力下降。对此，高血压病患者尤需注意。

山楂，消食、降压又利尿

山楂，又名山里红、红果、胭脂果。中医认为，山楂具有开胃消食、化滞消积、活血化淤、收敛止痢、提神醒酒、驱虫的功效。

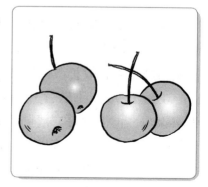

现代研究表明，山楂是高钾食品，每100克山楂食部含钾量299毫克，含钠量为5.4毫克，其K因子为55.37，为高K因子食物，对高血压有较好的防治作用。临床观察也表明，山楂煎剂用于治疗高血压病有较好的降压效果。山楂富含胡萝卜素、维生素C、维生素E、钙、齐墩果酸、鸟素酸、山楂素等有益成分，能够舒张及软化血管、加强和调节心肌，增大心室和心运动振幅及冠状动脉血流量，兴奋中枢神经系统，具有降低血压和胆固醇以及利尿和镇静作用，对于高血压、高脂血症、冠心病等的防治，均有较好的效果。研究人员还发现，山楂的含钙量也较高，且钙指数（即钙/磷比值）>2，不仅有利于钙的正代谢平衡，而且有助于降低血压。

因此，中老年患有心血管系统疾病者可经常服食山楂及其制品，以增强机体的防御功能。

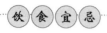

山楂不适合孕妇吃，因为山楂可以刺激子宫收缩，有可能诱发流产。山楂食之过多会伤人中气，服用人参等补药时，不宜食用山楂及其制品，以防止山楂的破气作用抵消人参等的补气作用。此外，山楂禁止和四环素、土霉素同用，不宜与海鲜鱼类同食。

金橘，有效防止血管破裂

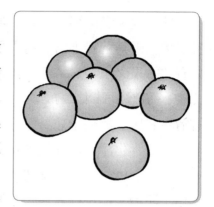

　　金橘又称金柑、夏橘、罗浮、卢橘和寿星柑，属于柑橘类水果。金橘皮色金黄，果肉柔软多汁，酸甜爽口，芳香浓郁。金橘小巧玲珑，皮肉难分，以吃皮为主，通常可连皮带肉一起吃下。通常，每100克金橘含热量为154.9～301.4千焦，蛋白质1克，脂肪0.1～0.4克，膳食纤维1.1～1.9克，碳水化合物7.3～16.8克，维生素A原（胡萝卜素）0.1～0.64毫克，维生素$B_1$0.4毫克，维生素$B_2$0.4毫克，维生素C16～56毫克，维生素E0.63～5.21毫克，钙60毫克，磷15毫克，铁1.05毫克，钾138毫克，另含其他矿物质等。

　　中医认为，金橘味甘酸性温，气味芳香怡人，有理气醒脾、开胃消食、化痰止渴、顺气的功能，为脘腹胀满、咳嗽痰多、烦渴、咽喉肿痛者的食疗佳品。金橘中的主要成分是金橘甙和维生素C，具有强化毛细血管的作用。经常食用金橘，可以防止血管破裂，减少毛细血管脆性和通透性，对减缓血管硬化有良好的作用，并对血压能产生双向调节。所以高血压、血管硬化及冠心病患者食之非常有益。此外，它还能够增强人体的抵抗力，防治感冒。

饮食宜忌

　　金橘一般人皆可以食用。对于易患心血管病的老年人特别适宜。金橘性温，口舌生疮者不宜食用。脾胃虚弱之人不宜食之过多，糖尿病患者忌食。

猕猴桃，解渴利尿降血压

猕猴桃又名藤梨、羊桃、毛梨、狐狸桃，因其营养丰富、清香可口，故有"水果之王"、"中华圣果"之美誉。猕猴桃味甘、酸，性寒，具有清热利尿、解热止痛、滋补强身、通淋下石、生津润燥和健脾止泻等功效，适用于烦热咽干、暑热消渴，也可用于防治癌症、高血压、心脏病等症，是不可多得的食疗佳品。

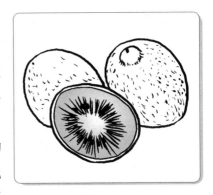

猕猴桃柔软多汁，酸甜适口，营养丰富，含有蛋白质、脂肪、糖类、钙、磷、铁、钾、镁等营养成分。猕猴桃钾含量高，钠含量低，适量食用能够解渴利尿，是高血压患者的理想水果。此外还含有人体所必需的12种氨基酸。维生素C的含量比苹果高出19～33倍，比梨高22～139倍。现代医学研究表明，猕猴桃果汁能防止致癌物质亚硝胺的生成，并能降低血清胆固醇和三酰甘油水平。常食猕猴桃及其制品，对高血压、高脂血症、冠心病、癌症等疾病具有预防和辅助治疗作用。猕猴桃除鲜食外，还可加工成果汁、果酱、果酒、果脯等食用。

饮食宜忌

猕猴桃性寒凉，"多食会令人脏寒泄"，所以不能多食，以免损伤人体的元气。食用猕猴桃前后，不要马上喝牛奶或吃其他乳制品。由于猕猴桃中维生素C含量颇高，易与奶制品中的蛋白质凝结成块，不但影响消化吸收，还会使人出现腹胀、腹痛、腹泻等症状。经常便秘者适合吃猕猴桃。脾胃虚寒、尿频、月经过多者应忌食。

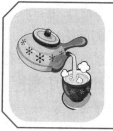

第四节

美味蔬菜，降压效果好

在五颜六色、清爽可口的蔬菜中，有些降压效果很好，高血压患者不妨经常食用，如：芹菜，降压降脂还降血糖；芦笋，抗癌降血压的妙品；冬瓜，高血压患者的天然利尿剂；茄子，能够防治血管破裂出血；番茄，高血压、冠心病患者的食疗佳品；香菇，降压降脂的高手；海带，有效降压的"海上之蔬"；洋葱，有效舒张血管的"菜中皇后"等。

芹菜，降压降脂还降血糖

芹菜分水芹和旱芹两种，旱芹食用较多，其香气较浓，又名香芹，因入药较佳，故也称药芹。中医认为，芹菜味甘、苦，性凉，具有平肝清热、祛风利湿、醒脑提神和润肺止咳等功效。

芹菜含有蛋白质、糖类、维生素A、维生素C、维生素PP（烟酸）、钙、铁、磷、芹菜苷、挥发油、胡萝卜素、甘露醇、有机酸等营养成分，其蛋白质和钙、磷、铁、维生素的含量高于一般蔬菜，芹菜中含有丰富的维生素PP，能降低毛细血管的通透性，软化血管，具有降血压和降血脂的作用，用鲜芹菜捣汁加白糖饮用，对高血压有明显的防治作用。芹菜中含有的酸性成分，能够扩张血管，具有平肝降压的作用，能够有效地治疗原发性高血压、老年高血压和妊娠高血压。此外，芹菜中含有的有效利尿成分，可以消除体内水钠潴留，从而降低血压。

芹菜对于血管硬化、神经衰弱患者亦有辅助治疗作用。芹菜汁还有降血糖作用。经常吃些芹菜，可以中和尿酸及体内的酸性物质，对预防痛风有较好效果。芹菜在西方被称为"夫妻菜"，古希腊僧侣禁食。研究发现，芹菜对男女性兴奋有十分明显的促进作用，因而被列为性功能食品。此外，芹菜具有特殊性的芳香气味，能够增强人的食欲。芹菜含铁量较高，是缺铁性贫血患者的佳蔬。

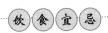

饮食宜忌

芹菜适合所有人食用，但芹菜有杀精的作用，准备孕育的人应该适量少吃。另外芹菜有降血压作用，故血压偏低者慎用。通常人们只是食用它的茎，把叶片和根都弃掉了，其实作为防治高血压的膳食，最好将根、茎、叶一起洗净全用，或者将叶、茎当蔬菜食用，根部洗净后与荸荠一同放入沙锅中水煎饮汤。芹菜的叶和根中维生素PP的含量也较高。

 冬瓜，高血压患者的天然利尿剂

冬瓜又名白瓜、水芝、地芝等，为葫芦科一年生攀援蔓性草本植物冬瓜的果实。冬瓜以其特有的清热祛风、消痰利湿、解毒宽胸、舒心益颜等功效极受人们的宠爱。冬瓜由外及里，从粉霜、瓜皮、肉质层，到瓤及

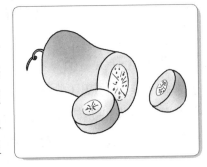

瓜子都可入药，甚至藤、叶和花都具有较好的药用价值。

冬瓜为高钾低钠的食物，每100克含钾78毫克，含钠仅1.8毫克，两者相比，其K因子为43.33，大大超过10，对高血压具有明显的降压功效；若以每日进食500克冬瓜计算，就可给人体净增381毫克的钾，这对改善机体的钾/钠比值，无疑有明显的作用，可促使排钠、利尿、降压。

现代药理研究表明，冬瓜每100克食部所含脂肪量极微，仅为0.2克，而且，冬瓜所含成分中的丙醇二酸可抑制糖类物质转化为脂肪，能有效地防止人体内（包括动脉、静脉、毛细血管等组织细胞在内）的脂肪沉积和堆积，有助于增强血管功能，减少外周阻力，从而起到降低血压的治疗作用。医学研究还表明，冬瓜含维生素量较高，以与保护和维护血管正常生理功能直接相关的胡萝卜素、维生素C为例，每日进食500克冬瓜，机体可获得胡萝卜素400微克，维生素C90毫克，加上冬瓜的钙指数为1.58，又有助于钙的吸收，因此，冬瓜是防治高血压的绝妙蔬菜。

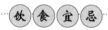

　　冬瓜一般人均可食用，对患有冠心病、肾脏病、糖尿病、高血压病的人尤为适用。冬瓜性寒，故久病体弱者与阴虚火旺的人应禁止食用。冬瓜连皮煮成汤服用，利尿解热效果更好。

 ## 番茄，高血压、冠心病患者的食疗佳品

番茄又名西红柿，味甘、酸，性微寒，具有生津止渴、健胃消食、凉血平肝和清热解毒等功效，适用于高血压、眼底出血、高脂血症、冠心病等患者食用。

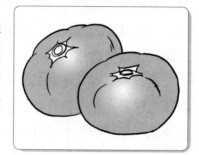

现代研究表明，番茄含蛋白质、脂肪、葡萄糖、蔗糖、维生素B$_1$、维生素B$_2$、维生素C以及钙、磷、铁、钾、锌等成分，营养丰富。它所含的葡萄糖、有机酸易被人体直接吸收。维生素C含量丰富，而且由于有机酸的保护，不易因加热而遭到破坏。番茄中的番茄红素有助消化和利尿作用，可改善食欲。番茄中的黄酮类物质有显著的降血压、止血、利尿作用。番茄中无机盐含量非常高，属高钾低钠食品，有利于高血压的防治。番茄中的B族维生素含量非常丰富，其中包括具有保护心脏和血管、防治高血压的重要物质芦丁。

因此，番茄是高血压、冠心病患者的食疗佳品。番茄既可当水果生食，也可当蔬菜炒煮、烧汤佐餐等。

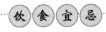

未熟和人工催熟的番茄不宜食用，其中所含的番茄碱会使人产生头晕、恶心、呕吐和倦怠等中毒症状。此外，急性肠炎、菌痢及溃疡活动期病人不宜食用。

香菇，降压降脂的高手

香菇味甘，性平，具有健脾益胃、补气健身和降脂降压等功效，近年来发现香菇还有抗病毒、抗癌等作用。香菇含有蛋白质、脂肪、粗纤维、维生素C、B族维生素以及钙、磷、铁等营养成分，富有营养而易于消化，且味道鲜美，故有"菇中之王"、"蔬菜之冠"之称。

香菇属高钾低钠食品，对稳定、降低血压及保护血管十分有益。香菇中的脂肪以不饱和脂肪酸为主，且80%以上是亚油

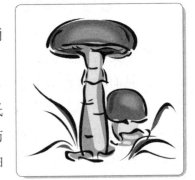

酸，它是香菇降压、降脂、防止动脉粥样硬化的重要物质。香菇中含有的香菇嘌呤等核酸物质能促进胆固醇的分解和排泄，连续食用能降低胆固醇及三酰甘油。因此，高血压、动脉粥样硬化、年老体弱及肿瘤等患者宜常食香菇。

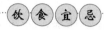

饮 食 宜 忌

　　香菇不宜与番茄同食，香菇中所含的某些物质会破坏番茄中的类胡萝卜素，使其营养价值降低；香菇不宜与河蟹同食，因为香菇与河蟹都含有丰富的维生素D，一同食用会使体内维生素D含量过高，造成钙质增加，长期食用会造成结石症状。

 ## 海带，有效降压的"海上之蔬"

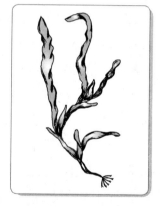

　　海带又名昆布等，是生长在低温海水中的一种大叶藻类，它的形体柔韧似带，所以得名。海带素有"长寿菜"、"海上之蔬"、"含碘冠军"的美誉，是一种保健长寿食品。中医认为，海带性寒，对于甲状腺肿、高血压、高脂血症、糖尿病、肥胖症、动脉硬化等多种疾病有很好的治疗作用。

　　现代药理研究显示，海带所含的海带氨酸具有降压作用，用海带氨酸单枸橼酸盐给麻醉兔静脉注射，可使其血压短暂下降，且此作用不被阿托品阻断；海带氨酸单盐酸盐亦能降压，对离体兔心脏有轻度兴奋作用。有资料报道，国内已利用海带制成"拉敏灵"药物，供临床用于降血压。海带中含有丰富的碘，能够防治甲状腺肿大，还可以降低血脂与胆固醇，对高血压和动脉硬化有一定的预防和辅助治疗作用。海带所含的丰富的钙元素能降低人体对胆固醇的吸收，降低血压。此外，海带中含有的甘露醇能有效地降低颅内压、眼内压，减轻脑水肿，对乙型脑炎、急性青光眼以及各种脑水肿有很好的治疗效果。

饮 食 宜 忌

　　甲亢患者、怀孕及哺乳期的妇女忌食海带。海带性寒，脾胃虚寒者不宜多吃。吃完海带后不宜马上喝茶或酸性饮料。而且，颜色鲜艳、质地脆硬的海带是经化学加工过的，不宜食用。

洋葱，有效舒张血管的"菜中皇后"

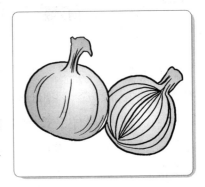

　　洋葱又叫葱头、胡葱、玉葱等，为百合科二三年生或多年生草本植物洋葱的鳞茎，原产于西南亚，后来传入我国。因其具有浓郁扑鼻的香气、配料烹饪的菜肴风味独特而深受人们喜爱。洋葱在欧美国家有"菜中皇后"的美称。西方人如此钟情洋葱，除了传统的习俗外，更因为洋葱不但含有丰富的营养，而且有较高的药用价值，洋葱有杀菌、祛痰、消炎、利尿、发汗、降压、抗癌、强身等特殊功效。

　　现代医学研究证实，洋葱具有很好的降压作用。洋葱含钾量很高，每100克洋葱含钾量达147毫克，比含钠量高得多，其K因子为33.41，是典型的高钾食物。洋葱含有的前列腺素A_1能直接作用于血管，使血管舒张，减少外周血管和心脏冠状动脉的阻力，并且，对儿茶酚胺等升压物质有拮抗作用，从而促使血压下降。动物药理实验表明，洋葱所含活性成分可促进肾脏排尿和促进钠盐排泄，并可调节体内肾上腺素神经介质释放，使血压下降。美国得克萨斯州大学阿特里普教授在研究洋葱时发现，洋葱能舒张血管、降低血液的黏滞度，并可增加冠状动脉的血流量。因此，他认为洋葱是中老年人，尤其是心血管疾病患者的保健蔬菜。

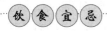

洋葱忌与蜂蜜同食，因为洋葱中的活性成分遇到蜂蜜中的有机酸和酶类物质时，会发生化学反应，产生有毒物质，并刺激胃肠道，导致腹胀、腹泻。有皮肤瘙痒性疾病、眼疾、胃病及肺部发炎者不宜多吃洋葱。洋葱不能一次吃太多，否则容易引起目糊、发热或胀气。

 ## 大蒜，三高患者的"圣品"

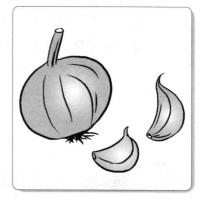

大蒜味辛，性温，具有温中行滞、解毒杀虫的功效。大蒜的含钾量远比其含钠量要高得多，白皮大蒜每100克食部含钾362毫克，含钠19.6毫克，K因子为15.41；紫皮大蒜每100克食部含钾437毫克，含钠8.3毫克，K因子为52.65，同属高钾低钠食品，而高钾低钠食品有助于降低血压。大蒜可防止心脑血管中的脂肪沉积，诱导组织内部脂肪代谢，显著增加纤维蛋白溶解活性，降低胆固醇，抑制血小板的聚集，降低血浆浓度，增加微动脉的扩张度，促使血管舒张，调节血压，增加血管的通透性，从而抑制血栓的形成和预防动脉硬化。

实践资料也证明了这一点。据报道，德国科学家用大蒜治疗80

例高血压病患者，血压都获得了稳定下降。英国的医学专家宣称，大蒜所含有的活性成分具有溶解体内淤血的能力，可用以治疗高血压伴有冠心病、冠状动脉血栓症等。还有研究发现，冠心病患者服用大蒜油5个月，胆固醇可降低10%，三酰甘油可降低21%。糖尿病患者容易并发冠心病和脑血栓，大蒜素则能降低血糖，所以，它对冠心病和血栓的形成有预防作用。大蒜还由于含有一种苷而具有降压作用。国外的一项研究显示，中等程度至严重的高血压病患者，连续12周每日食用大蒜，血压就能降至正常水平。专家们建议，高血压病患者可在每日早晨空腹吃1~2个糖醋蒜头，肯定有稳定的降压效果。

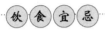

长期大量吃蒜对眼睛的健康不利，患有青光眼、白内障、结膜炎、睑腺炎、干眼症等眼疾的朋友，最好对大蒜敬而远之；身体差、气血虚弱的人要少食蒜，否则会耗气、耗血；大蒜的刺激性很强，平常少吃点可促进消化，但如果患有非细菌性肠炎腹泻，会加重对肠黏膜的刺激，使病情恶化，因此，腹泻严重者应和大蒜划清界限。肝有内火者或肝病患者不宜多食。另外，蒜属发物，容易诱发某些疾病，或加重已发疾病。患有重病或正在服药的人来说最好不要食用。

黑木耳，有效防治高血压及冠心病

黑木耳味甘，性平，具有补气益智、滋养强壮、补血活血、凉血止血、滋阴润燥和养胃润肠等功效，适用于高血压、崩中漏下、贫血、失眠、慢性胃炎等多种疾病，也是健康人常食的滋补品。黑木耳是一道家庭佳蔬，可汤可菜，味纯鲜美，营养十分丰富，深受人们的喜爱。黑木耳含丰富的蛋白质、无机盐和维生素，其中蛋白质不仅含量高，而且容易被人体吸收，又含有八种人体必需的氨基酸，这是其他蔬菜、水果都无法相比的。

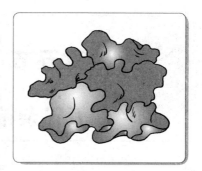

现代研究表明，黑木耳属高钾低钠食品，高血压病患者食用有益。黑木耳中的一类核酸物质可显著降低血中胆固醇的含量，黑木耳能抑制血脂的上升，阻止心肌、肝、主动脉组织中的脂质沉积，可明显减轻或延缓动脉粥样硬化的形成；同时黑木耳对血小板的凝集有抑制作用，其所含的腺嘌呤核甙可减少老年人高血压诱发脑血栓的可能性。因此，黑木耳是高血压、冠心病、高脂血症的保健食品。

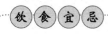

饮食宜忌

孕妇、容易腹泻者和有出血性疾病的人不宜食用，因黑木耳有活血作用。鲜木耳含有一种叫卟啉的光感物质，人食用后经太阳照射可引起皮肤瘙痒、水肿，严重的可致皮肤坏死，因此不可食用。

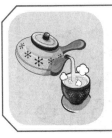

第五节

五谷杂粮，降压保健康

五谷杂粮中也有降压佳品，黄豆，补钾降脂的"豆中之王"；黑豆，降压乌发的豆中佳品；绿豆，有效降压的"剂世之良谷"；豌豆，有效保护血管的正常生理功能；玉米，能有效预防动脉硬化；花生，有效降压防治冠心病的"长生果"；黑芝麻，能使血管弹性增加。

 ## 黄豆，补钾降脂的"豆中之王"

黄豆味甘，性平，素有"豆中之王"之美誉，具有健脾宽中、润燥利水和活血解毒等作用。黄豆的营养成分比较齐全，具有很高的营养价值。除含有丰富的蛋白质和脂肪外，还含有丰富的卵磷脂和钙、铁、磷、维生素B_1、维生素B_2、维生素E、维生素A、叶酸、烟酸、大豆黄酮苷等营养成分。

研究表明，黄豆中含有丰富的钾元素，每100克黄豆含钾量高达1503毫克，比很多蔬菜、水果的含钾量都要高。专家认为，长期服用含有利尿成分降压药的高血压患者，经常吃点

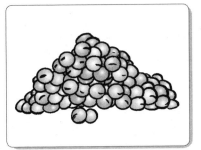

黄豆，对于及时补充体内钾元素很有帮助。

专家指出，黄豆中的蛋白质和豆固酸，还能显著改善和降低体内的血脂和胆固醇；黄豆中的不饱和脂肪酸和大豆磷脂等成分，对于保持血管弹性和防止脂肪肝形成也具有很好的作用。这对于高血压患者来说，都是很重要的。

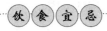

高血压肾病患者应慎食黄豆。高血压肾病患者由于肾脏功能损害，钾元素不容易排出体外。该类患者如果再吃黄豆，很容易导致高钾血症，容易出现胸闷、心慌、心律失常等情况，严重者甚至会发生猝死。黄豆一定要整粒地吃，才能起到好的降压效果，平时用沸水焯一下拌凉菜、炒菜或是煲汤、煮粥都可适当放一点。但如果喝鲜黄豆磨成的豆浆，其降压作用就要大打折扣了，每100克豆浆中含钾量仅为48毫克。

 ## 绿豆，有效降压的"剂世之良谷"

绿豆味甘，性凉，有清热、消暑、利尿的功效。绿豆中的多种维生素、钙、磷、铁、无机盐等都比粳米多。因此，它不仅有良好的食用价值，还具有非常好的药用价值，有"济世之良谷"的说法。在酷热的夏季，人们常常用它来熬成绿豆粥以消暑解渴。

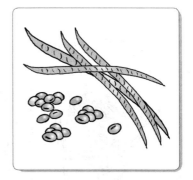

现代研究表明，绿豆是很好的高钾食物，不仅含钾量高，而且K因子高，每100克绿豆含钾量高达787毫克，含钠量为3.2毫克，其K因子达245.94，可见绿豆的K因子已大大超过对降压有效的界定范围

（K因子≥10），具有很好的降压作用。绿豆具有清热解毒、消暑利水、益气除烦、养心祛风的功效，这对防治高血压病具有重要意义。绿豆还含有大量的维生素E，每100克含维生素E高达10.95毫克，对血管的正常功能具有较强的保护作用；并且，所含微量元素铁、锰、锌、铜、硒等都相当高，不仅可增强血细胞的活力，而且可改善血液黏稠度，使血液循环的阻力减少，从而起到降低血压的作用。

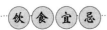

绿豆性属寒凉，脾胃虚弱易泄的人不宜多吃；未煮烂的绿豆腥味强烈，食后易恶心、呕吐；服药特别是服温补药时不要吃绿豆食品，以免降低药效。绿豆不宜煮得过烂，以免使有机酸和维生素遭到破坏，降低清热解毒功效。绿豆中的赖氨酸含量较高，比大米和小米多出数倍，因此将绿豆与大米、小米配合食用，可使氨基酸互补，有利人体的健康。

玉米，能有效预防动脉硬化

玉米又称玉蜀黍、包谷、包米。其味甘，性平，具有调中开胃、益肺宁心、清湿热和利肝胆的功效。适用于尿路感染、慢性肾炎、尿路结石、胆囊炎、肝炎、黄疸、自汗盗汗、高血压、高脂血症、慢性鼻炎、肠炎等。

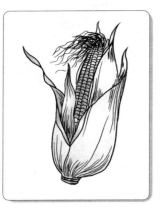

玉米的营养较为丰富，含有蛋白质、脂肪、淀粉、维生素B_1、维生素B_2、维生素B_6、维生素A、维生素E、胡萝卜素、纤维素以及钙、磷、铁等。研究表明，玉米所含的脂肪为精米精面的4～5倍，而且富含不饱和脂肪酸，其中50%为亚油酸，亚油酸和玉米胚芽中的维

生素E协同作用，能有效降低血液胆固醇浓度，并防止其沉积于血管壁，能够有效地预防动脉硬化。玉米油是一种良好的药物，长期食用可降低血中胆固醇，软化动脉血管，是高血压、冠心病、肥胖症患者和老年人的理想食用油。

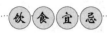

　　玉米面有粗细之分，食用以粗玉米面为佳，这种面中含有较多的赖氨酸。吃玉米时，要把玉米粒的胚尖全部吃掉，因为玉米的许多营养都集中在这里。若玉米同大米、豆类、面粉同食，营养价值更大。玉米也不宜与富含纤维素的食物经常搭配食用，因为玉米含有较多的木质纤维素。青玉米棒宜煮食而不宜烤食，烤食易产生多种有害物质。

 ## 花生，有效降压防治冠心病的"长生果"

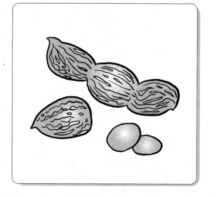

　　花生也叫长生果、落花生，在我国普遍种植。中医学认为，花生味甘，性温，具有补肺润燥、健脾养胃等作用。民间常用花生仁（带红衣）浸醋一段时间后，加红糖、大蒜和酱油早晚服用，对降低血压有特殊效果。现代医学研究表明，花生中含有诸多降低血压和防止血压升高的成分。同时，花生因具有增强记忆力、延缓人体细胞衰老的作用，赢得了"长生果"的美誉，被人们视为养生保健佳品。

　　研究表明，花生的营养成分为每100克中含蛋白质27克，脂肪40克，糖类（碳水化合物）22克，钙71毫克，铁2毫克，磷400毫克，还含有丰富的胡萝卜素、B族维生素、维生素E、胆碱等。其中的糖类为复合糖，可以促进肠道蠕动，有利于胆固醇的排泄；而所含的植物性脂肪又不会引起血压升高。同时，花生含多种脂肪酸，其中80%以上为不饱和脂肪酸，且近一半为亚油酸，能使胆固醇氧化，具有降低血浆胆固醇、延长血小板的凝聚、抑制血栓形成、预防脑卒中（中风）、增加微血管弹性、预防血管破裂、防治动脉粥样硬化、降低血压等作用，可以有效防治冠心病、高血压、脑动脉硬化等多种疾病。临床观察发现，民间用醋浸泡花生米1周以上，每晚服7～10粒，可使高血压病患者的血压显著下降，有的甚至能接近正常水平。另外，花生壳也有降压作用，平时可以将花生壳洗净冲开水代茶饮，对防治高血压病具有特殊疗效。

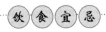

　　花生属高脂肪、高热能食品，所以宜常食，但不宜多食。花生中所含的油脂成分具有缓泻作用，需要大量的胆汁来消化，因此，高血压病患者如果有脾虚便溏、急性肠炎和痢疾者以及胆囊切除者，均不宜常食花生。

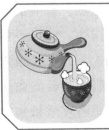

第六节

适量吃荤，有助血压平稳

专家提倡高血压患者饮食清淡，忌食高脂、高胆固醇食物，但讲究素食，并不等于高血压患者不能吃荤菜。高血压患者适量吃点荤对健康是有利的，否则很容易引起维生素缺乏，还会缺铁、钙等。荤素搭配，比例适当，各种营养素种类齐全，才是高血压患者的科学饮食之道。

 ## 乌鸡，有效防治高血压及糖尿病

乌鸡又称乌骨鸡，是一种杂食家养鸡。乌鸡性平，味甘，具有滋阴清热、补肝益肾、健脾止泻等作用。经常食用乌鸡，可提高生理机能、延缓衰老、强筋健骨，对防治骨质疏松、佝偻病、妇女缺铁性贫血症等有明显功效。

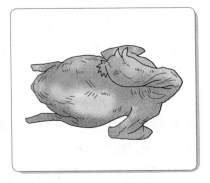

乌鸡富含10种氨基酸，且蛋白质、维生素B_2、维生素E、烟酸、磷、铁、钾、钠等营养元素的含量比普通的鸡肉要高出很多，而胆固醇和脂肪的含量则很少，是一种名贵的食疗珍禽。现代医学

研究证明，乌鸡蛋白质含量较高，脂肪和胆固醇含量低，有清洁血液的作用，能够较好地预防高血压、动脉硬化、糖尿病、痛风等各种疾病。乌鸡的皮、肉、血、骨和蛋，都含有DHA（二十二碳六烯酸）、EPA（二十碳五烯酸）和维生素，对于抑制和改善高血压症状大有益处。因此，高血压、高脂血症、糖尿病患者宜适量食用乌鸡。

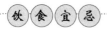

老年高血压、高血脂、冠心病患者，每晚食用乌鸡蛋不宜超过1只。感冒发热、咳嗽多痰时忌食乌鸡。乌鸡性热，不宜与甲鱼等温补性食物同食，否则容易生痰助火，同时还应忌辛辣油腻及烟酒等。

鹌鹑，心血管病患者的"动物人参"

鹌鹑味甘，性平，具有补益气血、利水消肿等功效，长期食用对高血压、营养不良、体虚乏力、贫血头晕、肾炎水肿、泻痢、肥胖症、动脉硬化等有一定的疗效。

鹌鹑营养丰富，含有丰富的蛋白质、氨基酸、孵磷脂、维生素A、维生素B$_1$、维生素B$_2$、维生素P、铁、磷、钙等营养物

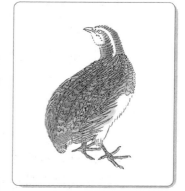

质，且脂肪和胆固醇的含量要比猪、牛、羊、鸡等低，素有"动物人参"之称，适合高血压及肥胖症患者食用。鹌鹑蛋中含有能够降低血压的芦丁等物质，是高血压及心血管病患者的理想滋补佳品。鹌鹑肉中所含的孵磷，可生成溶血磷脂，抑制血小板的凝聚，阻止血栓形成，可保

护血管壁，防止动脉硬化。

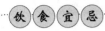

　　鹌鹑不宜与猪肉、猪肝和菌类等食物一起吃，否则容易诱生面部黑斑。感冒期间忌食鹌鹑。鹌鹑肉质极细嫩，炖煮时间不宜过长，建议先用油炸一下再炖。

 带鱼，有效保护心血管系统

　　带鱼又称刀鱼、牙鱼、裙带鱼、海刀鱼，因其身体扁长形似带子而得名。带鱼味甘，性温，具有和中开胃、养肝补血、泽肤健美和补虚益肾的功效。

　　带鱼营养丰富，含有丰富的蛋白质、脂肪、维生素A、维生素B_1、维生素B_2、钙、磷、铁、锌、镁等多

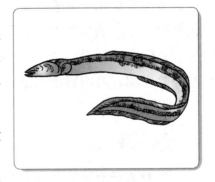

种营养成分。带鱼含有丰富的镁元素，对心血管系统有很好的保护作用，有助于预防高血压、心肌梗死等心血管疾病。带鱼的脂肪含量高于一般鱼类，但多为不饱和脂肪酸，这种脂肪酸的碳链较长，具有降低胆固醇的作用。因此，高血压并发高脂血症患者也适合食用带鱼。此外，带鱼全身的鳞和银白色油脂层中还含有一种抗癌成分，对白血病、胃癌、淋巴肿瘤等有辅助的治疗作用。

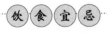

　　带鱼属发物，凡患有疥疮、湿疹等皮肤病或皮肤过敏者忌食；癌症患者及红斑狼疮之人忌食；痈疖疔毒和淋巴结核、支气管哮喘者亦忌之。带鱼不宜与甘草、荆芥同食。

鲫鱼，含钾、镁丰富的降压食品

鲫鱼俗称鲫瓜子、土鱼，是淡水鱼中分布最广、适应能力最强的上等鱼。中医认为，鲫鱼有健脾利湿、和中开胃、活血通络、温中下气的功效。对于脾胃虚弱、水肿、溃疡、气管炎、哮喘、糖尿病等有很好的滋补作用。

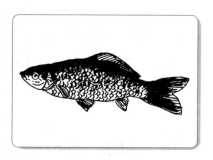

鲫鱼的钾、镁含量高，钠含量低，具有利尿消肿的作用，高血压患者经常食用十分有益。鲫鱼含有高质量的全价蛋白质，易于消化吸收，是心脑血管疾病、肝肾疾病患者良好的蛋白质来源，高血压、心脏病、肝炎、肾炎等疾病患者可经常食用。此外，鲫鱼脑髓有补脑作用，对因肾虚而造成的耳聋头晕有效。产后妇女炖食鲫鱼汤，可补虚通乳。

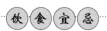

鲫鱼子含有较高的胆固醇，高血压、高脂血症患者不宜多吃。因鲫鱼性微温，感冒发热期间不宜过多食用。此外，食用鲫鱼前后不宜喝茶。

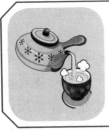

第七节

食疗方案，为你"量身定做"

同为高血压患者，但年龄不同，所患并发症的类型不同，其食疗方案也有所差异。如：儿童高血压者要多吃富含钾元素的食品，对食盐的摄入量应控制在2~2.5克，多吃含镁、钙、锌丰富的食物；老年高血压患者饮食不宜过饱，不要嗜酒贪杯，少吃油腻食品，减少食盐摄入量；高血压并发糖尿病患者宜选择低糖食品，多食富含纤维的食物，少食多餐，减少食盐的摄入量等等。

 ## 中青年高血压患者的饮食方案

中青年很多人自诩"国防身体"，不仅对感冒等小问题不放在心上，就是对头晕、胸闷也多不当回事，更别说血压高点儿，但正是这种"轻敌"思想让高血压逐渐攀升和根植在体内。饮食不当是中青年高血压患者发病的重要原因，那么中青年高血压患者应采取怎样的饮食方案呢？

1.控制食盐摄入量

食盐过量是高血压发病的重要原因之一，因此中青年高血压患者应控制膳食中食盐的摄入量，少吃速食，少吃咸菜、咸肉、咸蛋等含盐量高的食物。

2.饮食要有规律

饮食的规律性和合理性对高血压患者非常重要。有些高血压患者吃饭不按点，经常因为工作繁忙敷衍了事，或者干脆不吃饭，这样饥一顿饱一顿对高血压的治疗和康复非常不利。此外，高血压患者还要尽量避免外出就餐，因为饭店的菜品或快餐中糖分、盐分和脂肪含量往往较高，经常食用容易导致肥胖，对控制高血压不利。

3.调整饮食结构

多吃主食和蔬菜，少吃油腻食物，避免摄入过多热量。平时应选择低热量食物，多吃低脂肪食品，尽量食用植物油。鲫鱼、带鱼等鱼类主要含有不饱和脂肪酸，对机体处理动物性脂肪有利，最好1周吃1～2次，每次250克左右，但尽量别食鱼子。

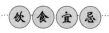

中青年人的体质相对较好，对高血压的耐受性较强，一般不会发生脑中风、心肌梗死及肾功能不全等并发症。在治疗方面，除非有非常明显的症状性高血压，一般不宜迅速采取降压治疗，通常应经数周及数月有计划有步骤的治疗调节方可降至安全水平。

老年高血压患者的饮食方案

老年高血压系指60岁以上人群中，血压数值持续或非同日测量3次以上超过高血压诊断标准者。老年高血压患者除积极治疗外，还应注意饮食调理。老年高血压患者的饮食方案如下：

1.饮食不宜过饱

通常老年人胃肠功能减弱，消化机能减退，吃得过饱容易引起消化不良、急性肠胃炎等。而且，当老年人饱餐后，胃肠需求血液量会随之增大，从而增加心脏的负担。再者，若在饱食后短时间内运动量过大，也会增加心脏的负荷，诱发心肌梗死。

2.不要嗜酒贪杯

老年人肝脏解毒功能较差，过量饮酒，特别是烈性酒，容易引起血压上升，还容易导致胃黏膜萎缩或心肌损害等疾病。

3.少吃油腻食品

老年高血压患者要少吃油炸、油煎等油腻食品，因为过多的热量可在体内转化为脂肪，加重心血管系统的负担。每日用油尽量采用植物油，用油量要小于50毫升，因为植物油脂含不饱和脂肪酸较高，能延长血小板凝集时间，抑制血栓形成，降低血压，预防脑中风。老年高血压患者要少用动物油，因为动物性脂肪含饱和脂肪酸高，可升高胆固醇，易导致血栓形成，增加高血压脑中风的发病率。

4.减少食盐摄入量

老年高血压患者也要减少食盐摄入量，将每日用盐量控制在5～6克，血压较高或合并心衰者更应控制摄盐量，每日不要超过3克。摄盐过多，可使体内水钠潴留，引起血压升得更高。

 妊娠高血压患者的饮食方案

妊娠期高血压疾病主要是指妊娠20周以后出现高血压、蛋白尿及水肿，严重时抽搐、昏迷，甚至母婴死亡的临床综合征。妊娠高血压与孕妈妈吃什么、怎么吃密切相关，热能摄入太多，蛋白质、各种维生素等摄入不足，都会诱发或加重妊娠高血压。因此，妊娠期合理安排饮食，对预防和控制妊娠高血压的发生、发展非常关键。妊娠期高血压应遵循以下饮食方案：

1.控制热能和体重

妊娠期能量摄入过高容易导致肥胖，而肥胖是妊娠高血压的一个重要危害因素，所以妊娠期要适当控制食物的量，不是"能吃就好"地无节制进食，应以妊娠期正常体重增加为标准调整进食量。特别是妊娠前超重的孕妈妈，要尽量少吃或不吃糖果、点心、油炸食品及高脂食品，少喝甜饮料。孕妈妈摄入能量以每周体重增加0.5千克为宜。

2.防止蛋白质摄入不足

禽类、鱼类蛋白质可调节或降低血压，大豆中的蛋白质可保护心血管。因此，多吃鱼类、禽类和大豆类可改善孕期血压。但肾功能异常的孕妈妈必须控制蛋白质的摄入量，避免增加肾脏负担。

3.保证钙的摄入量

中国营养学会推荐妊娠早、中、晚期以及哺乳期每日的钙摄入量分别为800毫克、1000毫克、1200毫克、1200毫克。孕妈妈要保证每天喝牛奶，牛奶和奶制品含丰富而易吸收的钙质，是补钙的良好食物，以低脂或脱脂的奶制品为宜。研究表明，孕妇增加乳制品的摄入量可减少妊娠高血压的发生。

4.控制钠盐的摄入量

孕妈妈每天的食盐摄入量应少于5克，有助于防治妊娠高血压。酱油也不能摄入太多，6毫升酱油约等于1克盐的量。如果已经习惯了较咸的口味，可用部分含钾盐代替含钠盐，能够在一定程度上改善少盐烹调的口味，还可以用葱、姜、蒜等调味。孕妈妈要少吃或不吃腌肉、腌菜、咸菜、火腿、榨菜、酱菜等含盐量过多的食品。由于孕妈妈胃酸偏多，必要时可以适当摄入发面食物、苏打饼干、烤馍、面包干等食物，以减轻胃酸过多的不适。

5.多吃蔬菜和水果

孕妈妈要保证每天摄入蔬菜500克以上，水果200～400克，宜多种蔬菜和水果搭配食用。因为蔬菜和水果可以增加食物纤维素的摄入，对防止便秘、降低血脂有益，还可补充多种维生素和矿物质，有利于妊娠高血压的防治。

高血压并发肥胖症患者的饮食方案

超重和肥胖是高血压的危险因素，因此超重和肥胖的人首先要将体重降下来。降体重的方法主要是管好自己的嘴，迈开两条腿，也就是说，要控制能量的摄入和增加能量的消耗。但是这种控制一定要在医师和营养师的指导下有计划地进行。高血压并发肥胖症患者应遵循如下饮食方案：

1.采取低热能饮食

总热能可根据性别、自身的体质情况控制在4000～8000焦，以每周降0.5～1千克体重为宜，直至使体重降至正常或接近正常。热能控制不可急于求成，否则会引起生理功能紊乱及机体不适。一般应根据肥胖程度来决定热能控制程度，轻度超重者可按所需热能的80%～90%供给，中度肥胖可按所需热能的70%供给，重度肥胖可按所需热能的50%供给。控制方法主要是减少主食量、甜食和油脂，使摄入的能量比消耗得少。要少吃或不吃油条、油饼、油酥、点心、奶油蛋糕、油炸薯条等食物。

2.补充优质蛋白质

在控制热能减肥时，一般可按每千克体重1.2～1.5克掌握，尤其要供给充分的优质蛋白质，如瘦肉、鱼、虾、脱脂奶、豆制品、禽类等。在减肥膳食中蛋白质热能比应占16%～25%。充足的蛋白质供给，可避免出现虚弱、抵抗力下降及体质下降等问题的发生，也可增加饱腹感，有利于减肥膳食的坚持，同时也利于血压的降低。

3.减少脂肪的摄入量

在减肥膳食中脂肪的热能比以低于30%为宜，烹调用油以含不饱和脂肪酸较多的植物油为好，应尽量减少含饱和脂肪酸较多的动物性脂肪的摄入，如肥肉、动物油脂等。

4.限制碳水化合物的摄入

碳水化合物消化吸收较快，能刺激胰岛素分泌，使糖转化为脂肪储存起来，而且耐饥饿性差，易诱发食欲，故应限制碳水化合物摄入，尤其是单糖类中的蔗糖、果糖等在体内转变为脂肪的可能性很大，并能提高血中甘油三酯水平，更应严格限制。一般认为减肥时应以低碳水化合物膳食，每日供给量以100～200克为宜，但不宜少于50克。

5.控制食盐的摄入量

减肥期间每日食盐摄入量可保持在1～2克左右，体重降至正常后可给盐每日3～5克，有利于减少水潴留，使体重下降，且对肥胖并发症有利。

6.坚持合理的饮食制度

少食多餐、避免晚餐过于丰盛，这些均对减肥有利。还要控制饮酒，因为酒精发热量较高，每毫升酒精可产生1230焦的热能。

高血压并发高脂血症患者的饮食方案

高脂血症往往与高血压狼狈为奸。高脂血症有多种类型，有的是混合型，有的是以高胆固醇血症为主，有的以高甘油三酯血症为主，有的则以低密度脂蛋白的升高为特征。饮食原则总的来说是一致的。高血压并发高脂血症患者的饮食应遵循以下饮食方案：

1.限制胆固醇的摄入

每天的膳食胆固醇供给量一般在300毫克，对高胆固醇病人来说，宜采用低胆固醇的膳食，每日胆固醇应少于200毫克，富含胆固醇的食物有肥肉、猪油、牛油、黄油、蟹黄、蛋黄、奶油、动物脑、鱼子、动物内脏等。高甘油三酯血症患者每日摄入蛋黄不可超过1个。高胆固醇血症患者每周摄入蛋黄不可超过3～4个，以减少胆固醇的摄入量。

2.食物巧搭配

多吃降压食物如芹菜、胡萝卜、木耳、海带、番茄、荸荠、大蒜、香菇等；此外，草菇、平菇、黑木耳、银耳等蕈类食物营养丰富，味道鲜美，对防治高血压、高脂血症、脑血栓具有一定的作用。

3.饮食宜清淡

饮食宜清淡，避免重油、油炸、煎烤和过咸的食物。烹调用油应限量，并应选用部分茶油，改良菜子油等高油酸的油作为烹调油。限制盐的摄入量，不宜超过5克。多吃洋葱、大蒜、苦瓜、山楂、木耳、香菇、海带、大豆等具有调脂作用的食物。

高血压并发糖尿病患者的饮食方案

高血压合并糖尿病患者如果能在饮食方面多加注意的话是可以有效地改善病情的。具体应遵循如下饮食方案：

1.宜选择低糖食品

如果血糖控制不好，可能造成水溶性维生素及矿物质的过量丢失，因此需要补充新鲜的含糖量低的水果蔬菜，如西红柿、草莓、黄瓜等。通常可在两餐之间或睡前1小时食用，也可选在饥饿时或体力活动之后。为了避免餐后血糖增高，一般不建议正餐前后吃水果。

2.多食富含纤维的食物

高血压并发糖尿病患者宜多吃纤维多的食物，如海带、紫菜等。食物纤维不被小肠消化吸收，但能带来饱食感，有助于减食，并能延缓糖和脂肪的吸收。可溶性食物纤维（谷物、麦片、豆类中含量较多）能吸附肠道内的胆固醇，有助于降低血糖和胆固醇水平。

3.少食多餐

高血压并发糖尿病患者要每顿少吃，多吃几顿，总量不变。这样的方法可保证在餐后血糖不会升得太高。

4.晚餐不宜吃得太晚

如果晚餐吃得太晚，饭后又缺乏适量的活动，那么食物中的热量来不及消耗就会转化成脂肪储存起来。因此，最好把晚饭时间安排在下午6：30～7：30，这样就有时间在晚饭后进行适量的运动了。

此外，也不可摄入盐分太多，每天食盐量最好控制在5克以下。

高血压并发冠心病患者的饮食方案

高血压是冠心病发病的独立危险因素。冠心病的发病及其并发症所造成的死亡，是随着血压的升高而增加的。血压升高不仅加速了动脉粥样硬化，也加速了小动脉硬化，因此，高血压患者发生血管闭塞和破裂比正常血压者约早20年。研究证明，无论是收缩压还是舒张压都能够强有力地预测CHD的危险性。因此，高度重视高血压，尽早把升高的血压控制在正常范围，对预防冠心病的发生和发展有着十分重要的意义。当高血压合并冠心病时，除合理地用药治疗外，还有一个重要的环节就是饮食，饮食不注意极容易引起血压的上升。高血压合并冠心病患者在饮食上还应注意以下几点：

1.限制总热量的摄入，避免肥胖

肥胖是高血压病的危险因素之一，而肥胖的主要原因是饮食摄入总热量过多，超过人体的消耗，必然会以脂肪的形式储存于体内。因此，中国营养学会曾提出全国平均膳食热量，每人每日10156焦，冠心病人则应控制在8370焦。一般主食每日350～400克，最多不要超过500克。晚饭的量宜少，少食甜食。

2.控制饮食中能引起高血压升高的物质

高血压是引起冠心病的重要危险因素，因此，控制饮食中高血压发病的危险因素，实际上就是防治冠心病。研究证明，钠摄入量与血压升高呈正相关，即盐吃得越多，高血压越明显，而钾与血压升高是负相关；研究还指出缺钙可以引起血压升高。钾的主要来源是新鲜蔬菜、水果；钙的主要来源是蛋类、动物性食物及牛奶。因此，冠心病人饮食宜清淡，改变嗜咸的饮食习惯，盐的摄入量每人每天以不超过5克为宜。提倡多吃新鲜蔬菜、水果及牛奶、蛋类，以提高膳食中钾、钙及纤维素的含量。

3.多吃富含维生素C的食物

多吃一些富含维生素C的食物，如蔬菜、水果。最近的研究发现，在老年高血压病患者中，血液中维生素C含量最高者，其血压最低。维生素C具有保护动脉血管内皮细胞免遭体内有害物质损害的作用。富维生素C的食物有猕猴桃、柠檬、西红柿、苹果、橙子等。

4.控制饮食中总脂肪量及饱和脂肪酸

美国心脏病学会指出：饮食中总脂肪量应小于总热量的30%，饱和脂肪酸应小于总热量的10%，胆固醇应小于每日300毫克。因此，烹调菜肴时，应尽量不用猪油、黄油、骨髓油等动物油，最好用香油、花生油、豆油、菜子油等植物油。应尽量减少肥肉、动物内脏及蛋类的摄入；增加不饱和脂肪酸含量较多的海鱼、豆类的摄入。可适当吃一些瘦肉、鸡肉。

高血压并发肾病患者的饮食方案

由于患者血压长期增高，会逐渐导致肾小动脉硬化，肾单位萎缩或消失，临床上将这种由高血压造成的肾脏结构和功能的改变，称为高血压肾病。高血压患者出现肾脏损害后，日常饮食上就要兼顾保护肾脏功能和控制血压两个方面，其饮食方案应遵循以下几点：

1.适量摄入蛋白质

蛋白质是人体必需的营养素，但如果蛋白质摄入过高，就会增加肾脏负担，加重肾脏损害；如果摄入不足，就会影响人体的营养供给。因此，患者应根据肾功能状况决定蛋白质的摄入量。如果血液有含氮废物的积留（血液中尿素氮、肌酸酐增高），则要减少蛋白质的摄取，或者可依一般蛋白质建议量，即每日每千克体重0.8～1克的摄取量。依肾病程度给予不同程度蛋白质质量的限制时，除了量的限制外，同时应注意优质蛋白质的摄入，如可多摄入一些牛奶、蛋白、肉鱼类、豆制品等。对于透析治疗的患者，蛋白质的量可以放宽至每天每千克体重1～1.4克。

2.控制钠盐的摄入

钠盐的摄取量与高血压成正比。因此，高血压并发肾病患者应依肾病程度及水肿的现象给予不同程度的限制，一般要控制在每天食盐摄取量小于5克。肾衰竭时，要视尿量而定。使用透析治疗则可以摄入至1500～2000毫克（3.5～5克盐）；少尿期又未透析治疗者，钠摄入每天应限制在500～1000毫克（1.3～2.5克盐）。

3.适当控制钾离子、磷离子的摄入

当患者尿量减少、血钾过高时，饮食需减少含钾食物的摄入。高钾食物主要有蔬菜、水果、汤汁、浓茶、咖啡等。烹煮时，可以先将蔬菜烫过后再烹调，这样将减少大部分的钾。此外，当体内血磷过高时，对肾脏不利，因此需减少磷的摄取。饮食中高磷的食物来源有蛋黄、内脏、干豆类、糙米五谷、巧克力、可可、酵母等。

4.适当补充低蛋白质

在饮食需要限制蛋白质的情况下，需要补充低蛋白质食物，如透明状的淀粉、米粉、莲藕粉等，来满足机体总热量的需求，以防止因摄取热量不足，身体进行组织分解，而加重肾功能的衰败。

5.注意水分的摄入

高血压并发肾病患者平时要注意身体摄入与排出的平衡。肾衰竭时，应以前一日摄出尿量再加500～700毫升为每日水分摄取量。

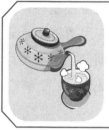

第八节

经典食谱，选择适合你的

高血压防治不当会导致动脉粥样硬化、心绞痛、心肌梗死、脑血栓和脑动脉硬化等症。注意科学饮食，少食高脂肪食物，已被人们证实是降血压的有效措施。因此，对于各类高血压患者来说，除了药物、运动等治疗方法外，可以通过坚持食用适合自己的降压经典美食，来达到降低血压、防止病情进一步发展的目的。

 一般高血压患者的经典食谱

杞菊地黄粥

◉ 原　料

熟地黄、枸杞子各15克，菊花10克，大米100克。

◉ 做　法

先煎熟地黄、枸杞子，后下菊花，去渣取汁，与大米共煮粥。每日1次食用。

> **功　效**
>
> 滋阴清热，平抑肝阳。适宜于高血压病患者。

槐米粥

◉ 原　料

槐米、小米、粳米各50克。

◉ 做　法

将槐米拣净，备用。将小米淘洗后放入沙锅，用大火煮沸，拌入淘净的粳米，改用小火煨煮成稠粥，粥将熟时加入槐米，拌匀，继续煨煮至沸即成。

功　效

滋阴补虚，平肝降压。适宜于肝肾阴虚型高血压，对伴有动脉粥样硬化症者尤为适宜。

发菜马蹄粥

◉ 原　料

发菜15克，马蹄120克，粳米60克。

◉ 做　法

发菜用清水浸泡软，加生油搓洗干净；马蹄去皮洗净切片；粳米洗净。将全部用料一齐放入锅内，加清水适量，用文火煮成稀粥，调味即可。

功　效

清热除烦，利尿降压。适宜于肝阳亢盛型高血压患者食用。

香菇茭白卷

◉ 原　料

茭白500克，水发海米、胡萝卜、水发香菇、青椒各50克，精盐、味精、葱花、生姜丝、湿淀粉、麻油各适量。

◉ 做　法

将茭白去皮洗净，切去细端，使其粗细一致，然后放沸水中煮至发软捞出，冷却后用平刀法将每一根滚片成较薄的大片。胡萝卜、水发香菇、青椒均切成细丝，水发海米剁成末。炒锅上大火，加入麻油，用葱花、生姜丝炝锅，然后加入胡萝卜、水发香菇、青椒、水发海米、精盐、味精略炒，加少许清水，用湿淀粉勾芡，出锅晾凉制成馅。取一片茭白，摊放案板上，放入制好的馅，卷成手指粗细的圆筒，待全部卷完后放笼内蒸3分钟取出，切成菱形块，放盘中。炒锅内加入蒸茭白的原汁，放入精盐、味精调好口味，用湿淀粉勾稀芡，淋上麻油炒匀，浇在盘内茭白卷上即成。佐餐食用。

功 效

降压抗癌，补肾壮阳。适宜于高血压病、便秘等病患者食用。

榨菜炒"二菜"

◎ 原 料

茭白250克，小白菜200克，榨菜150克，花生油15毫升，料酒10毫升，葱10克，香油5毫升，淀粉、酱油各适量。

◎ 做 法

将茭白去根剥皮洗净，切成3厘米长的细丝，用沸水焯透，捞出沥干水分。榨菜切成与茭白同样的细丝，用清水浸泡片刻（爱吃辣者也可不泡），捞出沥干水分；小白菜择洗干净，用开水焯后切成丝。花生油入锅，烧至六成热后放入葱丝，煸出香味，放入茭白煸炒，加酱油再炒片刻，加料酒及榨菜丝、小白菜翻炒均匀，用水淀粉勾芡，淋上香油即可装盘。

功 效

利尿解毒，缓解便秘。适宜于高血压病患者食用。

西红柿炒鸡蛋

◎ 原 料

西红柿500克（约3个），混合油50毫升，砂仁8克，鸡蛋3个，清汤、胡椒粉、食盐、味精、葱白各适量。

◎ 做 法

先将鸡蛋取蛋清置碗内，用筷子反复搅成雪花状后，放少许食盐。砂仁研成细末，与胡椒粉混匀。将混合油倒入热锅中，用武火烧至八成热，将蛋清下锅，翻炒至发泡即盛出。西红柿洗净，切成薄片，在热油锅内翻炒至快断生时，加入蛋清、砂仁和胡椒粉，翻炒几遍，加入适量清汤，待沸后再放食盐、味精、葱白炒匀即成。

功 效

健胃消食，温中化浊。适宜于高血压病患者食用。

老年高血压患者的经典食谱

茯苓粥

◉ 原　料

茯苓粉30克，粳米100克，红枣20枚。

◉ 做　法

将粳米淘洗干净。红枣用文火煮烂。锅内放清水，下入粳米，旺火烧开，小火熬煮，至将成粥时，把红枣连汤倒入粥内，再加茯苓粉，然后再煮数滚即成。

> **功　效**
>
> 清热利尿，健脾胃，补气安神，补肾固精。适宜于老年高血压气虚湿阻型患者食用。

莲子西瓜粥

◉ 原　料

鲜西瓜皮、粳米各50克，莲子20克，食盐、冰糖、葱花各少许。

◉ 做　法

将新鲜西瓜皮外层表皮刨净，

切成小薄片，撒上食盐，备用。莲子去心，用清水浸泡；粳米淘洗干净，倒入沙锅，再加适量清水和莲子，用武火煮至七成熟，放入西瓜皮和冰糖，然后文火慢煮至粥稠，加葱花调煮即成。

> **功　效**
>
> 养心宁神，清热解暑。适宜于老年高血压病、中暑等症。

百合炒鲜贝

◉ 原　料

西芹150克，鲜贝50克，植物油50毫升，百合30克，酱油20毫升，绍酒10毫升，姜、葱各10克，盐适量。

◉ 做　法

鲜贝洗净后切成薄片；把百合洗净后煮熟；西芹择好洗净，切成小段；姜切成片，葱切成花。将植物油烧至七成热时，放入姜葱、鲜贝、百合、西芹、绍酒、盐、酱油，翻炒至熟即可。

> **功 效**
>
> 润肺止咳，清心安神。适宜于高血压病以及痰中带血、虚烦、阴虚久咳、惊悸等症。

烧鲜蘑

◉ **原 料**

鲜蘑菇400克，鸡精、酱油、葱姜末、白糖、芝麻碘盐、淀粉、香油、清汤、花生油各适量。

◉ **做 法**

将鲜蘑洗净，除去杂质。将炒勺放在火上，加油少许，烧热后下葱姜末煸锅，随即加入酱油、白糖、鸡精、芝麻碘盐调好口味，倒入鲜蘑菇，加清汤烧开后，小火稍焖，用水淀粉勾芡，淋入香油，出勺装盘即可。

> **功 效**
>
> 活血散淤，滋养降压。适宜于老年高血压病患者食用。

萝卜拌香菜

◉ **原 料**

萝卜300克（红、白均可），香菜25克，红辣椒、青辣椒各20克，麻油20毫升，精盐、陈醋、胡椒粉各适量。

◉ **做 法**

香菜除杂质，连根洗净沥干。萝卜洗净（不去皮），切成细丝，加入精盐腌浸约10分钟，用手挤干水分，放入盆中。辣椒去蒂、子切丝，加入少量精盐腌3分钟后与萝卜丝混匀，再放入沥干的香菜和精盐、醋、胡椒粉、麻油拌搅数遍即可。

> **功 效**
>
> 醒脾开胃，消食顺气。适宜于高血压病患者伴食滞不消、脘腹胀满者。

枸杞炒虾仁

◉ **原 料**

枸杞子15克，虾仁200克，黄酒、葱花、姜末、精盐、味精各适量。

◎ 做　法

将枸杞子洗净，用温水浸泡，备用。虾仁冲洗干净，滤干。炒锅置火上，加植物油烧至七成热，倒入枸杞子与虾仁，加黄酒、葱花、姜末，反复翻炒，待虾仁炒熟后，放入精盐、味精各少许，略炒即成。佐餐当菜，随意食用。

功　效

双补阴阳，滋养降压。适宜于阴阳两虚型高血压病。

冬笋炒荠菜

◎ 原　料

荠菜350克，冬笋150克，植物油25毫升，葱15克，料酒5毫升，盐3克，味精3克，淀粉5克。

◎ 做　法

葱去根及干皮切成小段，并从中剖开，淀粉用水调成水淀粉。锅内放清水，水沸后放入冬笋，煮20分钟，捞出沥去水，凉后切成2厘米宽、1厘米厚、3厘米长的条块。荠菜择净，洗好，入沸水中快速焯一下，不要过火，以免荠菜过于烂软。锅内下植物油，油热后下葱段，反复煸炒，煸出葱味，但注意不可将葱炒糊，即火不可太旺，下冬笋及荠菜，加盐、味精炒匀后，下水淀粉勾薄芡，出锅装盘。

功　效

清热，凉血，清肝降压。适宜于高血压病患者。

乳香西红柿

◎ 原　料

牛奶200毫升，鸡蛋3个，番茄2个，淀粉、食盐、胡椒粉、绿色菜叶、花生油、白糖、味精各少许。

◎ 做　法

将番茄择洗干净，切成月牙块；用淀粉将牛奶调成汁；再煎几个荷包蛋。将炒锅置火上，放入少许花生油，烧热后放入番茄块，翻炒几下，加适量食盐，然后把调好的奶汁倒入锅内，搅匀。将荷包蛋摊在锅内，放入少许白糖、胡椒粉，用小火炖3分钟，再加少许味精，调匀，出锅装盘；

最后把择洗干净的新鲜的绿菜叶切碎或撕碎放在盘上，点缀一下即成。

功　效

健脾开胃，滋补降压。适宜于脾胃虚弱型高血压病患者。

高血压合并糖尿病患者的经典食谱

炒金针菇

◎ 原　料

金针菜150克，葱姜丝、水发冬菇、笋丝、香油、芝麻碘盐、鸡精、白胡椒粉、清汤、料酒各适量。

◎ 做　法

将金针菜用清水泡1小时，捞出切去花蒂，用清水煮30分钟，捞出，控净水分。冬菇切丝。勺置火上，加香油适量，烧至四成热，下入葱姜丝爆锅，下入金针菜、冬菇丝、笋丝、料酒、芝麻碘盐、鸡精、白胡椒粉、清汤炒匀至熟，出勺装盘即成。

功　效

活血散淤，降低血压。适宜于高血压、糖尿病患者食用。

荸荠炒肉片

◎ 原　料

荸荠、精瘦肉各150克，花生油50毫升，洋葱30克，精盐、味精、豆豉各适量。

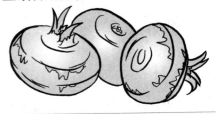

◎ 做　法

荸荠去皮洗净，切成薄片。猪瘦肉切成小薄片。洋葱洗净，切成丝。将油置锅内烧至六成热，瘦肉与荸荠同时倒入，用武火翻炒数遍，放入洋葱，待洋葱放出香味后，即投入盐、味精、豆豉，用少许清水磨几下即放入锅内，待豆豉水沸透几遍即可。

功 效

滋生津液，清泻肝热，利导小便。适宜于高血压合并糖尿病。

清炒苦瓜

◉ 原 料

新鲜苦瓜250克，花生油、生姜丝、葱花、精盐、味精各适量。

◉ 做 法

将新鲜苦瓜洗净，去子瓤，切成细丝，再将适量的花生油烧热，加入适量生姜丝、葱花，略炸一下，随即投入苦瓜丝爆炒片刻，加精盐、味精略炒即成。佐餐食用。

功 效

清热明目，健脾养胃，降糖降压。适宜于糖尿病、高血压病、动脉硬化症、慢性胃炎。

榨菜炒茭白

◉ 原 料

茭白400克，榨菜50克，植物油

20毫升，酱油10毫升，料酒10毫升，淀粉5克，葱10克，盐3克。

◉ 做 法

葱去根须及干皮，切成薄片；淀粉用水调成水淀粉。茭白去根，剥去皮洗净，切成细丝（先切成薄片，再改刀切成丝）。榨菜先切成薄片，再改刀切成细丝，如欲使辣味少一点，可将榨菜丝用水浸泡去辣味。锅内放清水，水沸后将茭白丝下锅焯一下，捞出再沥干水分。炒锅内放入植物油，油热后下葱片煸出香味；再下榨菜煸炒，炒至榨菜变软，发出辣香味，下茭白丝、酱油、盐、料酒炒匀，下水淀粉勾薄芡即可出锅。

功 效

清补脾胃，平肝降压。适宜于高血压、糖尿病、心脑血管病患者。

芹菜烧豆腐

◉ 原 料

芹菜100克，豆腐250克，葱、姜、精盐、味精、五香粉、湿淀粉、清汤、麻油各适量。

◉ 做 法

将芹菜择洗干净，去根、叶，下沸水锅中焯一下捞出，切成小段（长约1厘米），盛入碗中备用。将豆腐漂洗干净，切成1厘米见方的小块待用。炒锅置火上，加植物油，中火烧至六成热，加葱花、生姜末煸炒出香，放入豆腐块，边煎边散开，加清汤适量，

煨煮5分钟后，加芹菜小段，改用小火继续煨煮15分钟，加精盐、味精、五香粉拌匀，用湿淀粉勾薄芡，淋入麻油即成。

功 效

宽中益气，清热降压，降血糖。适宜于糖尿病、高血压病。

高血压合并高脂血症患者的经典食谱

豆浆粥

◉ 原 料

豆浆汁500毫升，粳米50克，砂糖或细盐少许。

◉ 做 法

把洗净的粳米、豆浆汁同放入沙锅内，煮至粥稠，以表面有粥油为度。再放入砂糖或细盐即可。

功 效

滋阴润燥，补虚降压。适宜于动脉硬化、高血压、高脂血症等。

草菇豆腐

◉ 原 料

鲜草菇200克，水豆腐2块（重约400克），蛇油、葱、精盐、水淀粉、麻油各适量。

◉ 做　法

鲜草菇、水豆腐放于沙锅中，加入蛇油、葱段和精盐，煮至熟透，用水淀粉勾芡，淋麻油。单食或佐餐。

功　效

清热解毒，健脾养胃，去脂降压。适宜于高血压、高血脂。

三色松

◉ 原　料

千张皮、胡萝卜各200克，蒜苗50克，食盐、味精、白糖、芝麻油、辣椒油各少许。

◉ 做　法

把千张皮切成细丝，在沸水中焯一下；胡萝卜去根，洗净，切成细丝；蒜苗洗净，切成段。将胡萝卜丝、千张皮丝放入沸水锅中焯熟；蒜苗焯一下，立即用漏勺捞出沥水。将胡萝卜丝、千张皮丝、蒜苗段同装入盘中，放入食盐、味精、辣椒油、白糖，拌匀，淋上芝麻油即成。

功　效

降脂降压，平肝潜阳，活血舒筋。适宜于高血压、高脂血症患者。

高血压合并冠心病患者的经典食谱

茄子粥

◉ 原　料

紫茄200克，肉末50克，粳米100克，葱花、生姜、黄酒、精盐、味精各适量。

◉ 做　法

将茄子洗净，切成丝，用沸水焯一下，沥去水备用。炒锅置火上，加植物油烧至七成热，放葱花、生姜末，煸炒出香味，加肉末、黄酒，熘炒至肉将熟时，加入茄丝翻炒片刻，离火待用。将粳米淘净，放入沙锅，加水适量，煨煮成稠粥，粥将成时，拌入茄丝、肉末，加精盐、味精，再煮至沸即成。

功 效

清热活血，利尿降压。适宜于高血压病、冠心病、动脉硬化症。

山楂菊花银花粥

◉ 原 料

白米粥适量，山楂酱、菊花晶、金银花露各1匙。

◉ 做 法

将山楂酱、菊花晶、金银花露一起加入白米粥内，搅匀即成。

功 效

清热平肝，活血化淤。适宜于高血压、冠心病患者。

胡萝卜海蜇粥

◉ 原 料

胡萝卜120克，海蜇皮、粳米各

60克。

◉ 做 法

将胡萝卜削皮洗净切片；海蜇皮浸软洗净切细条；粳米洗净。把全部用料一起放入锅内，加清水适量，用文火煮成稀粥，调味即可。

功 效

清热化痰，健脾益气，降压。适宜于痰热型高血压患者服食，也可用于冠心病、慢性支气管炎属痰热者。

虾米炖白菜

◉ 原 料

白菜200克，干虾米10克，植物油10毫升，酱油10毫升，精盐、味精各适量。

◉ 做 法

将干虾米用温水浸泡好；再将白菜洗净，切成小段。将油锅烧热，放入白菜炒至半熟，再加入浸泡好的虾米、精盐、酱油、味精，加些清水，盖上锅盖烧透即可。

功　效

健脾养胃，降低血压。适宜于高血压、肥胖症、冠心病等病患者食用。

功　效

消痰软坚，利水消肿，去脂降压。适宜于动脉硬化、冠心病、高血压等病患者食用。

脆熘海带

◉ 原　料

食油500毫升（实耗50毫升），水发海带150克，白糖40克，醋、面粉、蒜泥各25克，酱油15毫升，黄酒10毫升，湿淀粉10克，芝麻油5毫升。

◉ 做　法

水发海带切成方块，撒上面粉拌匀。起锅上火，待食油烧至六成热时，把海带放入锅中，炸至浅黄色时捞出；待油温升至八成热时，再把海带投入锅中，炸成金黄色时捞起。原锅内留余油15毫升，放入酱油、白糖、食盐、黄酒、醋、蒜泥和水100毫升调成卤汁，烧开后淋入湿淀粉勾芡，倒入炸好的海带，并连续炒几下，使海带蘸匀卤汁，最后淋入芝麻油即可。

清蒸紫茄

◉ 原　料

紫茄250克，植物油、葱花、生姜末、精盐、白糖、蒜泥、味精、麻油各适量。

◉ 做　法

将紫茄洗净，去茄蒂后用刀纵裂四份，放入碗内，加植物油、葱花、生姜末，隔水蒸熟后，加少许精盐、白糖、蒜泥、味精，淋入麻油，拌匀即成。佐餐食用。

功　效

清热消肿，活血降压，利尿解毒。适宜于高血压病、冠心病、动脉硬化症。

素炒洋葱

◉ 原　料

洋葱300克，植物油、酱油、醋、

味精、食盐、白糖、料酒各适量。

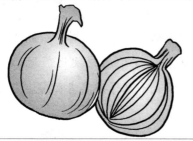

玉竹燕麦粥

◎ 原　料

燕麦片100克，玉竹15克，蜂蜜适量。

◎ 做　法

玉竹用冷水泡发，煮沸20分钟后取汁，加水再煎1次，合并2次药汁，加入麦片，用文火熬煮成粥，调入蜂蜜即成。

◎ 做　法

洋葱切掉根，剥去外皮，洗净切成丝。油锅烧热，放入洋葱丝煸炒片刻，烹入料酒，加酱油、食盐、白糖、味精，炒匀后淋少许醋即可。

> **功　效**
>
> 清热化痰，扩张血管。适宜于高血压、冠心病、动脉硬化等病患者食用。

> **功　效**
>
> 清热息风。适宜于高血压病、动脉粥样硬化、冠心病、心力衰竭者。

 高血压合并肾病患者的经典食谱

绞股蓝粥

◎ 原　料

绞股蓝15克，红枣15枚，粳米100克，红糖20克。

◎ 做　法

将绞股蓝拣去杂质，晒干或烘干，研成极细末，备用。将红枣、粳米淘洗干净，同入沙锅，加水煨煮成稠粥，加绞股蓝细末、红糖，拌和均匀，改用小火继续煨煮10分钟即成。

> **功 效**
>
> 清热平肝，补虚降压。适宜于肝风内动型、肝肾阴虚型高血压。

黑豆山楂杞子粥

◉ **原 料**

黑大豆50克，山楂100克，枸杞子30克，红糖20克。

◉ **做 法**

将山楂、枸杞子洗净，山楂切碎去核，两者与洗净的黑大豆同入沙锅，加足量水，浸泡1小时。至黑大豆泡透，用大火煮沸，改用小火煨煮1小时，至黑大豆酥烂，加红糖拌匀即成。

> **功 效**
>
> 滋补肝肾，化淤降脂。适宜于肝肾阴虚型高血压病、脂肪肝等病患者食用。

菠菜大枣粥

◉ **原 料**

菠菜250克，大枣15枚，粳米100克。

◉ **做 法**

将菠菜择洗干净，入沸水锅中略焯，捞出过凉，挤干水分，切碎，备用。将大枣、粳米洗净，共置锅内，加水煮粥，八成熟时加入菠菜末，再煮至粥熟即成。每日1剂。

> **功 效**
>
> 敛阴润燥，益气养血。适宜于肝郁化火、风阳上扰型高血压，亦适宜于肝肾阴虚、肝阳上亢型高血压。

白菜香菇

◉ **原 料**

白菜200克，香菇20克，精盐适量。

◉ **做 法**

白菜洗净切段，香菇去柄切片。炒锅置旺火上，下油烧至八成热，倒入大白菜和香菇，翻炒几下，加盐，炒至熟。单食或佐餐。

功 效

健脾胃，滋阴润燥，补肾降压。适宜于脑血管病、高血压、慢性肾炎、咽干口渴等。

玉米须炖蚌肉

◉ 原 料

蚌肉350克，玉米须100克，葱、姜、料酒、食盐、味精、胡椒面、香油各适量。

◉ 做 法

玉米须洗净后用纱布袋包扎。蚌肉切片，然后同纱布药袋置沙锅内，加入葱丝、姜片、料酒、清水适量，中火炖之，待蚌肉熟透，拣去葱、姜、药袋，加入食盐等调料即可。

功 效

清热解毒，平肝利水。适宜于高血压、糖尿病以及尿路感染、急性肾炎水肿等症。

第三章

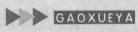 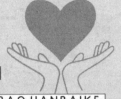

GAOXUEYA

JUJIATIAOYANG BAOJIANBAIKE

运动降压，举手投足间的养生智慧

　　人们都说"生命在于运动"，其实，这句话应改为"生命在于合理运动"，尤其对患有某种疾病的人来说，当然也包括高血压患者。高血压患者长期坚持合理运动，可削减超标的体重，防止肥胖，消除引发高血压的危险因子。而且，通过全身肌肉运动，可使肌肉血管纤维逐渐增大增粗，冠状动脉的侧支血管增多，血流量增加，管腔增大，管壁弹性增强。这些改变均有利于血压下降。因此，为了有效控制高血压，更为了我们的健康人生，我们不仅要管住嘴，还要迈开腿，积极"动"起来！

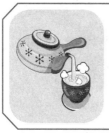

第一节 健康必修：

运动应"循规蹈矩"

运动有利于降压，但对于高血压患者来说，并不是想怎么运动就怎么运动。高血压患者运动应"循规蹈矩"，首先要选择有氧运动，运动前要进行体检，而且要把握运动强度。习惯于早晨锻炼的高血压患者，要谨防意外发生。走路、慢跑是最适合高血压患者的运动了，但也应遵守一定的章法，这样才有利于降压。

 科学运动，一剂降压良药

生命在于运动，高血压患者也不例外。运动疗法治疗高血压已得到世界卫生组织心血管疾病专家组的认可，在全球范围内逐渐受到重视并推广。实际上，轻度高血压病患者并不一定都需要服用降压药，单纯用运动疗法也可奏效。即使是需要服用降压药的患者，运动疗法仍可作为基础治疗，加强降压药的疗效或减少用药的剂量。研究表明，Ⅰ、Ⅱ期高血压病患者经过一个阶段体育锻炼后，头晕、头痛、头胀、目眩、失眠、心悸等症状便会减轻，甚至能完全消失。一般收缩压和舒张压分别降低6～7毫米求柱。调查发现，坚持体育锻炼或坚持体力劳动的人，与相同年龄但不坚持体育锻炼或很少参加体力劳动的人相比，高血压病的患病率后者为前者的3倍。坚持运动对高血压患者有以下好处：

第一，坚持运动疗法，可调整高血压患者的情绪，使工作和生活中的紧张、焦虑和激动情绪得以缓解，可改变大脑皮质、中枢神经系统及血管运动中枢的功能，使全身处于紧张状态的小动脉得以舒张，从而促使血压下降。

第二，长期坚持运动疗法的高血压患者，通过全身肌肉运动，可使肌肉血管纤维逐渐增大增粗，冠状动脉的侧支血管增多，血流量增加，管腔增大，管壁弹性增强。这些改变均有利于血压下降。

第三，运动疗法能产生某些化学物质，这些化学物质进入血液后，能促使血管扩张，血液循环加快，有利于血液中胆固醇等物质的清除，使血管保持应有的弹性，因此可有效延缓动脉硬化的发生和发展，防止高血压的加重。

第四，体育锻炼可降低交感神经的兴奋性，提高迷走神经的兴奋性。血管收缩、血压增高的反应与交感神经的兴奋性有关；而血管扩张、血压下降的反应则与迷走神经的兴奋性有关。因此，体育锻炼可改善血管的反应性，引起外周血管的扩张和血压下降。

有氧运动，高血压患者的首选

运动降压首选的运动是有氧运动，就是中等强度的耐力运动。有氧运动的目的在于增强心肺耐力。在运动时，由于肌肉收缩而需要大量养分和氧气，心脏的收缩次数便增加，而且每次压送出的血液量也较平常为多，同时，氧气的需求量亦增加，呼吸次数比正常多，肺部的收张程度也较大。所以当运动持续，肌肉长时间收缩，心肺就必须努力地供应氧气分给肌肉，以及运走肌肉中的废物。而这持续性的需求，可提高心肺的耐力。当心肺耐力增加了，身体就可从事更长时间或更高强度的运动，而且较不易疲劳。长期坚持有氧运动能增加体内血红蛋白的数量，提高机体抵抗力，抗衰老，增强大脑皮层的工作效率和心肺功能，增加脂肪消耗，防止动脉硬化，降低心脑血管疾病的发病率。减肥者如果在合理安排食物的同时，结合有氧运动，不仅减肥能成功，并且减肥后的体重也会得到巩固。有氧运动对于脑力劳动者也是非常有益的。另外，有氧运动还具备恢复体能的功效。

"有氧运动"衡量的标准是心率。心率保持在150次/分钟的运动量为有氧运动，因为此时血液可以供给心肌足够的氧气。因此，它的特点是强度低，有节奏，持续时间较长，比如每周5次快步行走40分钟的运动量与每周3次慢跑25分钟的运动量是相等的，患者可根据自己的情况进行多种选择。这种锻炼，氧气能充分燃烧（即氧化）体内的糖分，还可消耗体内脂肪，增强和改善心肺功能，预防骨质疏松，调节心理和精神状态，是健身的主要运动方式。适合高血压病病人的有氧运动有步行、慢跑、打太极拳；身体好一点的人也可以游泳、骑车、做各种健身操等。

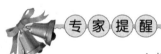
专家提醒

太极拳是一种理想的降压运动

太极拳对于高血压患者不失为一种较为理想的运动方式。长期练习太极拳的中老年人，其血压平均值一般在135/85毫米汞柱，明显低于同年龄组的普通老人（155/85毫米汞柱）。高血压患者可以根据自己的身体状况，选择练习全套太极拳或半套太极拳或只选择几个运动练习。最好每天早晚各做1次。太极拳可使阴阳调和、气血和畅，改善血液循环，减少外周阻力，从而降低血压。

"运"前体检，高血压患者不可忽视

确诊为高血压的患者在运动之前，应详细向医生咨询身体情况，医生根据患者的具体情况决定是否适合运动疗法，以及适合什么样的运动疗法。

日常生活中有一些人看上去很健康，但他们有时可能患有察觉不到的（隐性）心脏病，运动中可能会表现出症状。

例如，在开始运动前，Ⅱ期高血压患者就需要做静息时的心电图；平时静坐过多的职业，应做运动试验，即在踏车或在活动平板上行走时进行心电图检测与记录。运动负荷试验通过上下台阶（固定脚踏车负荷试验）、骑自行车（测力计负荷试验）来测绘心电图、测量血压。

上下负荷试验要动用较多的设备，在台阶上，上下走3分钟，上下的次数根据年龄及体重决定，并绘制测试前后的心电图。超声心动图有助于发现左心室肥大，有左心室肥大的患者，运动量应小。心肌缺血的患者运动量也应小。

血压过高的人不适合采用运动疗法，因为运动使血压升高，有导致脑出血的危险。运动疗法虽然能降血压，但事物都有两面性。因此，是否采用运动疗法，应听从医生的指导。

运动强度，要依据病情切实把握

不同的高血压患者应当按照自己的身体条件，如血压控制情况、安静时心跳次数、年龄以及有无心脏、脑、肾脏病来合理选择运动量。最简单的就是运动"三五七"，即每天坚持30分钟锻炼；每周锻炼5次以上；锻炼强度逐步使目标心率达到170－年龄的标准，但不要超过目标心率。如一名50岁的病人，目标心率应该是

170－50＝120次/分，开始时90次/分，以后可加大运动量，但不应超过每次120次/分。当然，这是对心跳60～80次/分的人而言；假如安静时心跳小于60次/分，则应当到医院检查，在排除心脏有病引起心跳过慢后，运动时心率可以比一般心跳次数正常的人慢10次/分左右。

开始运动可每周3～4次，每次15～20分钟，运动前5分钟要做好自我调整，如活动一下关节、弯弯腰等。运动后5分钟要做好放松运动，不要突然停下，以免引起心脑、肠道供血不足，出现眩晕、心慌、恶心等不适。下肢膝关节退行性病变的肥胖病人，快步走会加重关节病变，只能做上肢活动、游泳或骑自行车运动。有过中风或肾功能轻中度不全的人在降压药物平稳控制血压的保驾下，也完全可以进行适量的中等强度的快步走运动。有心绞痛、冠心病、急性心力衰竭或多发性早搏的病人只能做散步运动。

专家提醒

高血压患者在选择运动量时自我感觉很重要。运动时，应当达到全身发热、出汗，运动后，应有轻度疲劳感，但很快恢复，并且感觉精神焕发、工作效率倍增。如果运动后疲劳感一直不恢复，并出现心跳不规则，频发早搏，尤其是收缩压下降，舒张压反而上升大于10毫米汞柱时，就要注意有冠状动脉供血不足的可能。

凌晨锻炼，要防止意外发生

许多高血压患者都选择早晨作为一天锻炼的主要时间，尤其是老年人，其实这是一种错误的做法。

在城市中，清晨和傍晚的空气污染是最严重的，而中午和下午的空气相对较清洁。而且，对于高血压患者来说，要避免在"高峰期"进行运动。"高峰期"一般指的是早上6～9点这一时段，患者经过一夜睡眠，没有喝水和活动，血流速度变缓，血液在血管里容易变得浓稠，造成时段性血黏稠。这时运动很容易出现心梗、脑梗。另外，此时人的交感神经活性较高，心率容易加快，血压会升高，若坚持运动会存在心律失常甚至猝死的风险。因此，对于习惯早上锻炼的心血管疾病、高血压患者来说，早晨不要太早出去锻炼，太阳出来后再去。起来锻炼之前要吃降压药，喝杯开水，吃两块饼干，10分钟之后再进行锻炼。运动前要做好准备工作，最好有人陪同，假如没人同去，要随身带张卡片，写上名字、住址、所患疾病，一旦发生意外时也好及时救护。不可空腹运动，活动需要能量，缺少能量可引起心率失常，甚者猝死。不可憋尿，憋尿可引起全身不适，使交感神经发生暂时紊乱，血压会明显上升。

在锻炼时可采取有氧运动的活动方式，例如走路，走路是最简单易行的降压运动，每次30分钟，每天行走时间的总和最好在1小时以上。运动姿势，宜昂首挺胸，迈大步，摆动双臂。一般快走的步幅约为身高的1/3，大步疾行的步幅稍小于身高的一半，可以平路与坡度交替行走。在呼吸方面，建议边走边做腹式深呼吸，如三步一吸，五步一呼。高血压患者应该选择那些体力负荷不大、动作简单易学、不过分低头弯腰、但全身又能得到活动、动作较缓慢的运动，如太极

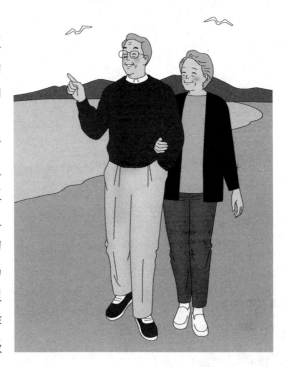

拳、散步、慢跑、乒乓球、羽毛球、交谊舞等。据检测，高血压患者打完一套太极拳，收缩压可下降10毫米汞柱。多数高血压患者锻炼后，可使头晕、心悸等症状有所减轻，血压也有不同程度下降。

高血压病患者在进行运动锻炼时，注意不要做动作过猛的低头弯腰、体位变化幅度过大以及用力屏气的动作，以免发生意外。老年人由于患有多种慢性病，运动锻炼时更应注意，最好在医生的指导下进行锻炼。如出现下列症状之一者禁止进行康复运动：未控制的过高血压200/140毫升汞柱会对运动出现异常反应，包括稍运动即出现血压过高反应，特别是舒张压升高或运动后血压不升高或始终低于140～130毫米汞柱者。因此，虽然运动对高血压患者是有益的，但运动时应注意逐渐增加运动量。对于血压超过200/110毫米汞柱，发生主动脉夹层动脉瘤或急性脑血管病的患者禁忌运动。

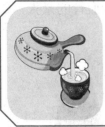

第二节

运动项目：总有一项适合你

　　对于高血压患者来说，合适的运动方式对于疾病的恢复和治疗非常重要。本节为高血压患者介绍几种比较有效的运动方式，如散步、慢跑、太极拳、气功等，这些运动不但可以有效降压，而且还可以娱乐心情，高血压患者何乐而不为呢？

最好的运动是散步

　　散步是一项简单而有效的锻炼方式，是一种不受环境、条件限制，人人可行的保健运动。大量临床实践表明，散步也是防治高血压的有效方法。其优点是不易受伤，动作柔和，特别适合于老年人及肥胖人。

　　散步运动，几乎对所有的高血压病患者均适用，即使高血压病伴有心、肾、脑并发症者也能收到良好的治疗效果。

　　散步时间可选择在清晨、黄昏或睡前进行，每天1～2次，每次10～30分钟。

　　在空气比较清新的户外进行轻松而有节奏的散步，能使大脑皮质处于紧张状态的细胞得以放松，可促进血液循环，缓解血管痉挛，促使血压下降，并可减肥、降血脂，减少或延缓动脉粥样硬化的发生；

散步可消除疲劳，促使心情舒畅，缓和神经、肌肉和血管的紧张，是一剂良好的镇静剂，能直接或间接地起到降低血压作用。

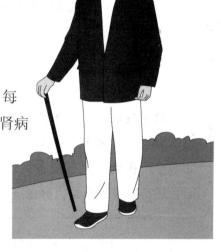

散步又称为慢走，分为慢速、中速、快速三种：

（1）慢速：每分钟60～70步。

（2）中速：每分钟80～90步。

（3）快速：每分钟90步以上，每小时步行4千米。对于合并心、脑、肾病变的高血压病患者，选择快速散步应慎重。

散步的同时可进行有节奏的摆臂扩胸动作，以增加胸廓活动，调整呼吸。

 最经济、简单的疗法从慢跑开始

慢跑又称健身跑、放松跑，它是近年来流行于世界的锻炼项目，它简便易行，无需任何体育器材，是人们最常用的防病健身手段之一。慢跑时的供氧比静止时多8～10倍，能使心脏和血管得到良性刺激，可有效地增强心肺功能和耐力。通过适当的慢跑，可增强腿力，对全身肌肉，尤其对下肢的关节、肌肉有明显的锻炼效果，它能减轻体重，降低血脂，有助于降低血压。同时，慢跑可提高机体代谢功能，调节大脑皮质功能，使人精神愉快，促进胃肠蠕动，增强消化功能，改善或消除高血压病患者的头晕头痛、失眠等症状。因此，慢跑疗法也是高血压病患者常用的祛病保健方法，适宜于轻度高血压病患者。至于有心、脑、肾并发症及年龄过大的高血压病患者，不宜慢跑。

慢跑时全身肌肉要放松，两手微微握拳，上臂和前臂肘关节屈曲成90°左右，上身略向前倾，两臂自然下垂摆动，腿不宜抬得过高，身体重心要稳，呼吸深长而均匀，与步伐有节奏的配合，用前脚掌先着地而不能用足跟着地。慢跑应先从慢速开始，起初距离可短一些，要循序渐进，可根据具体情况灵活掌握慢跑的速度和时间，运动量以心率每分钟不超过120次，全身感觉微热而不感到疲劳为度，慢跑的速度一般以每分钟100～120米为

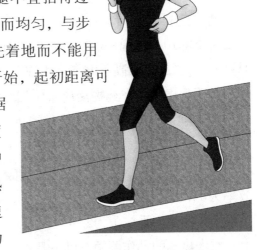

宜，时间可控制在8～15分钟。跑步时，最好用鼻呼吸，避免用口呼吸，防止引起咳嗽、恶心、呕吐。此外，还要注意呼吸频率要与步伐协调，一般是两步一吸，两步一呼，也可以三步一呼一吸。

慢跑应选择空气新鲜、道路平坦的场所进行，不要在饭后立即跑步，也不宜在跑步后立即进食。慢跑后可做一些整理活动，及时用干毛巾擦汗，穿好衣服。慢跑中若出现呼吸困难、心悸、胸痛、腹痛等症状，应立即减速或停止跑步，必要时应到医院检查诊治。

打打太极拳，阴阳互补血压稳

太极拳为我国特有的武术项目，是传统健身方法之一，由于其动作稳定、姿势放松、运动量适中，所以适合高血压Ⅰ、Ⅱ期患者以及高血压合并冠心病的患者采用，在治疗高血压的自然疗法中占有重要地位。

太极拳为"意、气、形"三者合一的运动，可使肌肉松弛，血液

循环加快，心脏负担减轻，心脏功能增强，血管松弛，从而促使血压下降，而且太极拳包含有许多平衡和协调性的练习，可改善高血压患者的协调性和平衡性。高血压病患者打完一套太极拳后，收缩压可下降10～15毫米汞柱。有医生对药物治疗4星期后舒张压仍然高于96毫米汞柱的42例高血压病患者，在药物治疗血压相对稳定的基础上，嘱其进行太极拳锻炼1年后，患者头昏、头痛等自觉症状明显改善者达80％，降压总有效率为64.2％，显效率（舒张压下降大于20毫米汞柱）为2.14％。

练太极拳的动作要领有以下几点：

（1）练习太极拳，首先要心静，思想上排除各种杂念，无思无虑，全神贯注，专心练拳。

（2）练拳过程中身体和精神必须放松，以减少机体的生理负担，减少疲劳，协调动作，轻便自如，上要沉肩坠肘，下要松腰松胯，躯体不得僵直板滞。

（3）含胸拔背时胸部略微内收而不挺直，含胸自能拔背，使气沉丹田。

（4）一般说来，吸气时动作为开、提、收；呼气时动作为合、沉、伸，避免屏息。呼吸自然、均匀，有利于气沉丹田。

（5）练太极拳的各种动作，必须以腰为中轴，腰部应始终保持中正直立，虚实变化均以腰部为轴心进行转动，所以练拳中腰宜正直、放松。

（6）太极拳的各种动作必须在意念引导下进行，即在大脑支配下练拳。用意念引导动作，用意念引导呼吸，用意念引导精气（神气）。

（7）练拳过程中要尽量使上肢、下肢、躯体各部位协调运转。身架高低要始终如一，在"起势"时便要决定高、中、低，各种动作应上下相随，前后呼应，一动百动，周身协调，速度均匀。

（8）整套太极拳动作应连绵不断，轻柔自然，由脚而腿到腰，要手随足运，足随手运，一气呵成，做到意到、眼到、身到、手到、步到，一个动作的结束，恰好是下一个动作的开始，似行云流水，连绵不断。

（9）初练太极拳的主要步法应分清虚实。例如，全身重心坐于右腿，右腿为实，左腿为虚。练拳时，左虚则右实，右虚则左实，分清虚实，才能步履稳健，转动灵活。

练习太极拳要注意哪些事项？

（1）练习地点要选择空气新鲜、环境安静的场所，避免酷暑、严寒、噪音刺激的干扰。

（2）练习时呼吸应均匀、自然，以自由呼吸为主，以腹式呼吸与动作自然配合，呼吸自然、均匀，有利于气沉丹田。

（3）练拳时全身肌肉放松，用意不用力，圆活不僵硬，忌拙力。

（4）练习要持之以恒，勤学苦练。只有这样才能打好拳，也才能收到锻炼的效果。

（5）体力较好者可打全套太极拳，体力较差者可打半套，甚至可只练几个动作。

 ## 气功，调息养神中降血压

气功是中医的重要组成部分，为中华民族宝贵的文化遗产。气功疗法的主要特点是通过练功者自身的锻炼，把意念、形体、呼吸三者有机地结合在一起，以调节机体的功能活动，启发和诱导人体内的潜在能力，提高免疫功能，起到防病治病、保健强身、延年益寿等作用。

那么，气功是怎样降低血压的呢？其机理是气功疗法通过外练筋骨，内练精气神，达到疏通经络、调和气血、平衡阴阳的目的。现代科学研究证实，气功疗法可调节自主神经，降低外周交感神经系统、中枢交感神经系统活动的效应；气功疗法能降低血液黏稠度，纠正凝血和抗凝血系统的平衡失调，改善微循环和脂质代谢的功能，增加高密度脂蛋白水平，改善糖代谢。气功疗法具有良好的降低血压、减慢心率、改善心血管功能状态的作用。有学者通过实验研究发现，气功疗法可有效地诱发机体松弛效应，比较迅速地消除造成血压升高的精神紧张因素。通过练功入静，借助调整大脑皮质的功能，使血管舒缩运动中枢的功能得到调节，周围小动脉痉挛状态得到改善，从而有助于打破高血压的恶性循环，起到降压作用。

大量的临床报道证明，练气功对高血压确实有疗效，并认为气功的降压作用起效虽比药物慢，但效果较稳定，且无药物的诸多不良反应。气功疗法对高血压Ⅰ、Ⅱ期患者尤为适合。气功治疗高血压已为国内外患者所接受。

下面介绍一种强壮降压功，长期练习可收到较好的疗效。

1.姿势

大多采取坐式或站式。

①自然盘膝坐：臀部着垫，两小腿交叉压在大腿之下盘坐，足掌向后、向外；头颈及躯干端正，臀部稍向后，以便于含胸，颈部肌肉放松，头微前倾，两眼轻闭，两上肢自然下垂，两手四指上下互握，也可将一手置于另一只手的手心上，放在小腹前的大腿上。

②单盘膝坐：双腿盘坐，左小腿置于右小腿上，左足背贴在右大腿上，足心朝上，或右小腿置于左小腿上，右足背贴于左大腿上，足心朝上。

③双盘膝坐：两腿盘坐，两小腿交叉，右足置于左大腿上，左足置于右大腿上，两足心朝上。

④站式：自然站立，两足平行分开，与肩同宽，足尖向前，膝关节微屈，脊柱正直，头部微微前倾，两目轻闭，松肩垂肘，小臂微屈，两手拇指与四指自然分开，如捏物状，置于小腹前，也可将小臂稍稍抬起，两手置于胸前如抱球状。

⑤自由式：不要求有固定姿势，在工作疲劳或精神高度集中之

后，可就地不拘任何姿势，进行调整呼吸及意守丹田。

2.呼吸

① 静呼吸法：即自然呼吸法，不改变原来的呼吸习惯，也不用意识注意呼吸，任其自然。此法对初学气功及年老体弱的高血压病患者比较适合，饭前饭后均可进行。

② 深呼吸法：即深长的混合呼吸法，吸气时胸腹均隆起，呼气时腹部凹陷。通过呼吸练习，使呼吸达到深长、静细、均匀之程度。

③ 逆呼吸法：吸气时胸部扩张，腹部同时向里回缩；呼气时胸部回缩，腹部往外凸。逆呼吸的形成要由浅入深、循序渐进地进行。

以上三种呼吸方法，均要求用鼻呼吸，舌尖轻轻抵住上腭进行。

3.意念

本功法意守部位有气海、膻中、印堂、丹田、涌泉或某一外景。用于高血压治疗，坐式一般意守丹田，站式一般意守涌泉。

练气功的注意事项：

① 在选择练气功降压治病时，一定要诚心，心诚则灵，相信气功治病的道理和效果。

② 练气功一定要有决心、有信心，发挥自己的自觉性、坚韧性和自制力，掌握气功功法。

③ 练功要持之以恒，潜入其中，以达到较高境界。"三天打鱼，两天晒网"，只能半途而废，起不到降压效果。

④ "形神兼备"，动静结合。练功时动功静功合练，各有侧重，互相补充。应避免内心烦躁、激动或悲哀、恼怒，做到内心安定，形体安稳端正，达到古人所说的"形神兼备"。

⑤ 练中有养，练养结合。养是指练功到一定时候或练完一节后，暂停呼吸锻炼，将意念轻轻放入下腹丹田处，让元气、元神回归丹田存养。若光练不养，火候太过，会伤及精神气血，练中有养，疗效方佳。

⑥ 练功环境应宁静，空气要新鲜。练功中力争做到起功稳、行动稳、收功稳，避免外界干扰，以提高气功疗法的效果。

⑦ 练功前不做剧烈运动，调整好情绪，宽衣松带，解除大小便，避免过饥过饱，以争取气功疗法的最佳效果。

在游泳中寻找健康

游泳是一项很好的全身运动，它能全面提高人的心肺功能，有效地缓解大脑的紧张程度，有预防和治疗高血压病的作用。游泳时由于水的浮力，使下肢关节及韧带的负担减轻，尤其适合于老年人及肥胖者采用，很少有人因游泳而受伤。但游泳必须有场地，受气候影响较大，常由于场地受限而不能保证重复使用。

一般来说，原发性高血压病Ⅰ期的患者，症状并不严重，有游泳爱好者，是可以游泳的。即使不会游泳的人，也可以适当学习游泳，以利疾病康复。但由于游泳的运动量较大，故每次游泳的时间不宜过长。有心、脑血管等并发症者（如高血压病Ⅱ、Ⅲ期），或即使是早期高血压病患者，但症状比较明显时，最好不要游泳，以免发生中风等危险。此外，继发性高血压病患者，在原发病未治愈前亦不宜游泳。游泳时水的拍打、振动对身体是一种很好的按摩，水的低温是一种自然的冷水浴，水的压力对胸部是很好的锻炼，能提高呼吸功能，改善肺组织弹力和新陈代谢，可增强人体的免疫功能。

游泳还可加快胆固醇的分解，减少胆固醇在血管壁中的沉积，对中老年人的动脉粥样硬化所造成的高血压病、心绞痛、心肌梗死、脑动脉硬化等病有良好的辅助作用。

游泳前要做好准备活动，用冷水擦浴，做徒手操、肢体伸展运动，使肌肉关节活动开，防止受伤及意外事件发生。患有严重高血压病、心脏病、肺结核、精神病、肺气肿、癫痫等病不宜游泳。

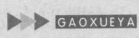
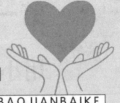

刮痧拔罐，献给高血压的无价之宝

俗话说："病来如山倒，病去如抽丝。"高血压病来去也是如此。在防治高血压的漫漫征途中，刮痧、拔罐可助你一臂之力。刮痧、拔罐都属于中医的绿色疗法，是不花钱、不吃药、一学就会、一用就灵的健康疗法。只要找准有利于降压的穴位，然后遵循刮痧、拔罐的原则及注意事项，刮一刮或拔一拔，就能有效减轻你的病痛，让你的血压趋于稳定。

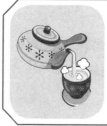

第一节 刮痧疗法，
用小成本赚取大健康

俗话说："灵丹妙药世间无，祛病延年靠自己。"刮痧疗法是高血压患者的一种不错的自然疗法，它经济实用，简便易学，疗效奇特，是中华医药宝库中的法宝。那么，为什么刮痧能够降压？刮痧降血压应选择哪些工具？刮拭哪些穴位可以有效降压？刮痧降压的时间与疗程应如何掌握？刮痧时有哪些注意事项？

 刮痧疗法，最便捷的"降压法"

刮痧疗法起源于民间的中医外治法，它借助各种器具作用于人体体表的经络穴位等特定部位，进行刮、提、推、擦，这种良性刺激通过经络的传导作用，激发机体内部器官之间的相互协调，达到阴阳平衡、通畅气血、疏通经络、增强脏腑功能、扶正祛邪、治疗疾病、促使病体康复等目的。

经现代科学研究证实，各种刮痧方法可以增强血液循环，改善微循环状况，改变血管紧张度，使血管扩张；并可调节神经功能，解除精神紧张，从而达到降低血压的作用。现代研究还发现，刮痧疗法对循环中枢有一定的镇静作用。有学者认为，刮痧疗法所引起的局部淤血，是一种自体溶血现象，这种良性刺激过程可以通过向心性神经作用于大脑皮质，起到调节大脑的兴奋与抑制过程的平衡。现代临床报道表明，刮痧疗法对高血压Ⅰ、Ⅱ期患者有良好的辅助治疗效果。

另外，刮痧还可以起到以下作用：

1.镇痛

肌肉附着点和筋膜、韧带、关节囊等受损伤时，若不及时治疗，或是治疗不彻底，损伤组织可形成不同程度的粘连、纤维化或疤痕化，从而加重疼痛、压痛和肌肉收缩紧张。刮痧是消除疼痛和肌肉紧张、痉挛的有效方法，主要机制有：一是加强局部循环，使局部组织温度升高；二是在刮痧板直接刺激作用下，提高了局部组织的痛阈；三是紧张或痉挛的肌肉通过刮痧板的作用得以舒展，从而解除其紧张痉挛，以消除疼痛。

2.信息调整

人体的各个脏器都有其特定的生物信息。当脏器发生病变时，有关的生物信息就会随之发生变化，通过作用于体表的特定部位，产生一定的生物信息，通过信息传递系统输入到有关脏器，对失常的生物信息加以调整，从而起到对病变脏器的调整作用。

3.排除毒素

刮痧过程可使局部组织的血管扩张及黏膜的渗透性增强，淋巴循环加速，细胞的吞噬作用及搬运力量加强，使体内废物、毒素加速排除，组织细胞得到营养，从而使血液得到净化，增加了全身抵抗力，可以减轻病势，促进康复。

4.自身溶血

刮痧出痧的过程是一种血管扩张渐至毛细血管破裂、血流外溢、皮肤局部形成淤血斑的现象，此等血凝块（出痧）不久即能溃散，而起到自体溶血作用，这样可使局部组织血液循环加快、新陈代谢旺盛、营养状况改善，同时使机体的防御能力增强，从而起到预防和治疗疾病的作用。自身溶血是一个延缓的良性弱刺激过程，其不但可以刺激免疫机能，使其得到调整，还可以通过向心性神经作用于大脑皮质，继续起到调节大脑的兴奋与抑制过程和内分泌系统的平衡。

5.对各个系统的影响

循环系统：通过刮拭会使血液和淋巴液的循环增强，使肌肉和末梢神经得到充分的营养，从而促进全身的新陈代谢。呼吸系统：对呼吸中枢具有镇静作用。神经系统：通过刮拭刺激神经末梢而增强人体的防御机能。免疫系统：通过刮拭刺激可增强细胞的免疫能力。

刮痧降压，选择工具是关键

工具的选择直接关系到刮痧治病保健的效果。古代用铜钱、汤勺、嫩竹板等作为刮痧工具，用水、麻油、酒作为润滑剂。这些工具虽然取材方便，能起到一些刮痧治疗作用，但因其简陋，本身无药物治疗作用，均被淘汰，现已很少应用。现在多选用经过加工的有药物治疗作用又没有不良反应的工具。这样的工具能发挥双重的作用，既能作为刮痧工具来使用，其本身又有一定的治疗作用，可以明显提高刮痧的疗效。刮痧的常用工具包括刮痧板和润滑剂。

1.刮痧板

刮痧板是刮痧的主要工具。目前各种形状的刮痧板、集多种功能的刮痧梳都相继问世，其中有水牛角制品，也有玉制品。水牛角质地坚韧，光滑耐用，药源丰富，加工简便，药性与犀牛角相似，只是药力稍逊，常为犀牛角之代用品。水牛角味辛、咸，性寒。辛可以发散行气、活血润养，咸能够软坚润下，寒又能清热解毒。因此，水牛角具有发散行气、清热解毒、活血化淤的作用。玉性味甘平，入肺经，润心肺，清肺热。

标准的水牛角刮痧板呈长方形。长10厘米，宽6厘米，厚的一边为0.5厘米，薄的一边为0.2厘米。四角钝圆，宽侧的一边呈凹形。保健刮痧时用厚的一侧，治疗病症时用薄的一侧刮按。

半凹陷的一侧，用于刮按脊柱部位、四肢的手指、足趾等部位。钝圆的四角则用于压按经脉、穴位、痛敏感点等部位。

水牛角刮痧板和玉制品的刮痧板，刮拭完毕后可用肥皂水洗净擦干或以酒精擦拭消毒。为防交叉感染，最好固定专人专板使用。水牛角刮板如长时间置于潮湿之地，或浸泡在水中，或长时间暴露于干燥的空气中，均可发生裂纹，影响其使用寿命。因此，刮板洗净后应立即擦干，最好放在塑料袋或皮套内保存。玉质板在保存时要避免磕碰，以防弄碎。

另外，还有一些民间较常用的刮具。

◎石器：这大概是最早的刮痧器具，多选用表面光滑无棱角、便于持握的石块作为刮痧器具。

◎陶器：一般选取边缘光滑无破损的汤匙、瓷碗、瓷杯、瓷盘等，用其边缘进行刮痧。

◎苎麻：取已成熟的苎麻剥皮晒干，择去枝叶，用根部较粗的纤维揉成小团作为刮痧器具。

◎硬币：选取边缘较厚钝而光滑，没有残缺的铜钱、银元、铝币等作为刮痧器具。

◎木器板：多选用沉香木、檀香木等质地坚实的木材，制成平、弯、有棱角而光滑、精巧适用的刮痧板，用其边缘作为刮痧器具。

◎其他：如有用适量头发、棉纱线等揉成团使用者。也有用小酒杯、有机玻璃纽扣、药匙、小蚌壳等作为刮痧器具的。

2.润滑剂

刮痧润滑剂有两方面的作用，一方面是减少刮痧阻力，增加润滑度，避免皮肤被刮伤；另一方面是刮痧润滑剂的药物治疗作用。一般多选用以下刮痧介质。

◎冬青膏：以冬绿油（水杨酸甲酯）与凡士林按1：5的比例混合调匀制成。适用于一切跌打损伤的肿胀、疼痛以及陈旧性损伤和寒性病症等。

◎麻油：也可用其他植物油代替。适用于久病劳损、年老体弱者及婴幼儿等。

◎鸡蛋清：将生鸡蛋的一端磕一个小孔后，悬置于容器上，取渗出的蛋清用。适用于热病、久病后期及手足心热、烦躁失眠、嗳气吐酸等病症。

◎葱姜汁：取葱白、鲜生姜等量切碎、捣烂，按1：3的比例浸入95%乙醇中，停放3～5日后，取汁液应用。适用于风寒引起的感冒、头痛等症以及因寒凝气滞而致的脘腹疼痛等（小儿刮痧时多用生姜汁。因为小儿皮肤柔嫩，姜汁十分润滑，刮拭时应用不易擦破皮肤）。

◎白酒：用浓度较高的粮食白酒或药酒。适用于损伤疼痛日久或麻木不仁、手足拘挛、腰膝酸软、无力及癌肿等病症，对发热的病人还有降温的作用。

◎薄荷水：取新鲜薄荷叶，浸泡于适量的开水中，容器加盖放1天后，去渣取汁液应用。适用于一切热病（如发热或局部红肿热痛诸症），以及夏季刮痧时应用。

◎滑石粉：医用滑石粉或爽身粉等均可用。适用于婴幼儿、皮肤娇嫩者，以及在炎热夏季手法操作时应用。

◎其他：如止痛灵、透解刮痧油、清解刮痧油、活血刮痧油和通络刮痧油等都是较好的刮痧润滑剂。

 图解刮痧降压方法

（1）取颈椎两侧，进行直线刮治，以局部皮肤出现紫红出血点、出血条为度。

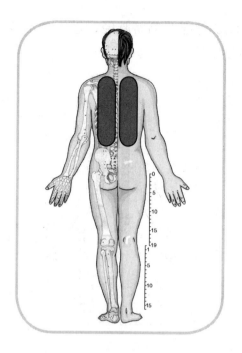

（2）取额部两太阳穴，进行局部平行刮治，以出现痧条为度。

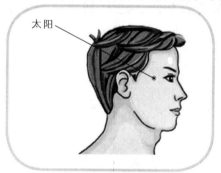

（3）取眉中印堂穴、颈项部风池穴，进行提捏，以局部出现潮红或微微紫红为度。

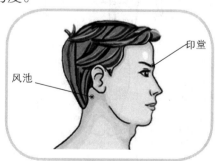

（4）取脊柱及背部两侧膀胱经，进行刮治或擦痧，以局部出现充血斑点或斑块为度。

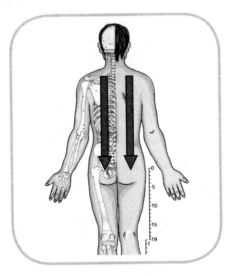

（5）取肩部及肩井穴，进行刮治或擦痧，以局部出现充血斑点为度。

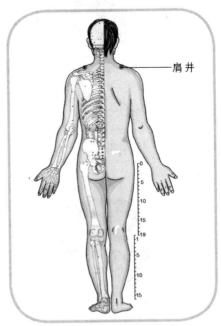

（6）取上肢背部及曲池穴，进行刮治或擦痧，以局部出现充血斑点为度。

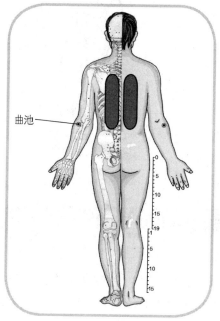

曲池

（7）取足三里、三阴交穴，进行直线刮治，以局部出现充血紫斑为度。

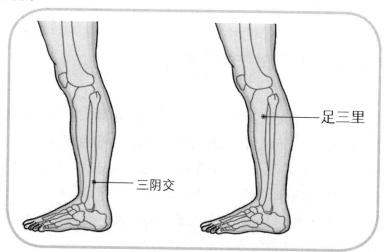

足三里

三阴交

（8）取太冲穴进行刮治或点揉，以局部出现充血斑点为度。

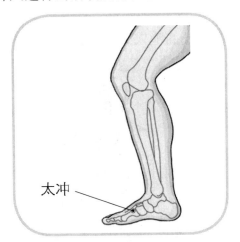

太冲

 把握好刮痧的时间与疗程

以上8种方法和刮痧部位，可分为两组，轮换使用，一般每个部位刮15～20次，每次15分钟左右。手法不宜过重，以患者能耐受为度，尤其是初次治疗时间不宜过长。第二次刮治应间隔5～7天，如刮治部位痛感已消除，3～5天也可施行第二次刮治。一般10次为1个疗程，间隔10天后可进行下个疗程的刮治。

 刮痧降压时的注意事项

（1）刮痧疗法无绝对的禁忌证，但皮肤疖肿、瘢痕、溃破以及传染性皮肤病的病灶部位不宜进行刮痧治疗。有出血倾向者、严重心脏病者以及年老体弱者、对刮痧恐惧者，也不宜进行刮痧治疗。

（2）对于重症高血压病患者及合并心、脑、肾疾病的高血压病患者，对冬青油、红花油、万花油、按摩霜、药酒等润滑剂有过敏反应者，不可用刮痧疗法。

（3）根据高血压病患者的年龄、血压高低、病情轻重，选择卧位、坐位等不同体位，尽量暴露治疗部位，先用毛巾擦洗局部皮肤，或用75%酒精棉球擦拭消毒，防止交叉感染。

（4）根据高血压病患者的年龄、病情和部位掌握刮痧刺激量。刮治力量应适中、均匀，由轻渐重，避免忽轻忽重，一定要以能够耐受为度。手法过重反而会加重病情，引起血压增高。

（5）刮痧方向需顺一个方向刮，不可来回刮治，以皮下出现充血、微紫红即可。刮拭方向应由上而下、由内而外，刮完一处，再刮另一处，不可东刮几下西刮几下无序进行。初次刮痧，不要一味强求出痧，以免欲速而不达。

（6）在刮痧过程中，应边蘸润滑剂边刮，并随时询问患者的反应与感受，以便及时调整操作手法。

（7）刮痧后患者应休息片刻，适量饮用温开水或姜汤，不能急躁动怒、忧思悲郁。禁食生冷、油腻食物。

（8）要掌握好治疗间隔时间，一般以间隔5～7日为宜。在施用刮痧疗法的同时，应根据病情积极配合其他治疗方法，如针灸、药物等，以提高疗效。

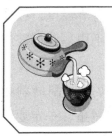

第二节　拔罐疗法，
有效降压的"活神仙"

拔罐疗法是一种简单有效的非药物疗法，不花钱、不吃药、一学就会、一用就灵。小小一排罐，对症拔一拔，在轻松愉快简单中让疾病离你而去。拔罐真的能治疗高血压吗？如何正确选择拔罐工具？拔罐降压的常用体位有哪些？常用的拔罐方法有哪些？治疗高血压的特效穴位有哪些？拔罐降压应注意哪些事项？

 拔罐疗法，外治也能降血压

　　拔罐疗法是中医学的一个重要组成部分，是我国最古老的一种治病方法。它是以各种罐为工具，利用燃烧、抽气等方法，排除罐内空气，造成罐内负压，使其吸附于人体一定部位，达到扶正祛邪、调整阴阳、疏通经络、调节脏腑、散寒除湿、行气活血等作用，是治疗疾病的一种物理性的外治疗法。它具有历史悠久、方法简便、易于操作、适用面广、患者无痛苦、疗效显著、经济安全等特点，一直以来深受广大群众和医务工作者喜爱，更适合家庭自疗之用，值得推广。

　　拔罐疗法不仅能活血化淤、祛风除湿、改善血液循环、调整脏腑功能、调节神经系统功能、改善或缓解头晕、头痛等症状，也是治疗高血压的方法之一。可根据高血压患者的具体情况，有选择地运用拔罐疗法。

拔罐疗法能使局部血管扩张和充血，起到活血化淤、消炎散肿、祛风除湿的治疗作用。治疗高血压选用大椎、心俞、足三里穴，治疗高血压性心脏病选用大杼、心俞、肝俞穴。

拔罐疗法常用4种罐具

在古代，医者采用拔罐法治疗疾病，多选用动物的犄角做罐具，后来人们在长期的实践中又不断发明创造了多种罐具，丰富了本疗法的用具。罐具的种类很多，目前临床上常用的有以下几种：

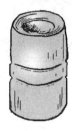 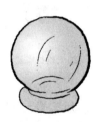 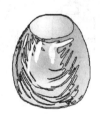

（1）竹罐　　　　（2）玻璃罐　　　　（3）陶土罐

罐具的种类

1.竹罐

竹罐的制备，是选用竹身正圆、坚固无损的竹子，截成长为6~9厘米的竹管，一端留节为底，另一端作罐口，口径可选用3厘米、4.5厘米、6厘米等几种，以适合不同部位使用。用刀刮去外皮及内膜，制成如腰鼓的圆筒，用砂纸磨光，罐口必须平正光滑。竹罐的特点是轻巧灵便，价格低廉，不易摔碎，但易爆裂、漏气，现常用于煮罐。

2.玻璃罐

玻璃罐是由工厂用玻璃加工制成的，形如球状，罐口平滑，分大、中、小3种型号。在家庭中亦可用广口瓶（罐头瓶、药瓶）

代替。玻璃罐的特点是光滑透明，可观察罐内皮肤充血、淤血的程度，还可用于"走罐法"，但易摔碎。

3.陶土罐

陶土罐用陶土烧制而成，两端较小，中间略大，形如腰鼓。特点是吸拔力大，但较重、易碎。

4.抽气罐

抽气罐又叫负压罐，是由一种特制的罐具和一个抽气装置构成。拔罐时用抽气装置将罐内空气抽出，使罐内产生负压，吸附在皮肤上。抽气罐的特点是使用方便，不用点火，无烫伤之虞。缺点是无温热感，不能用于走罐等手法。

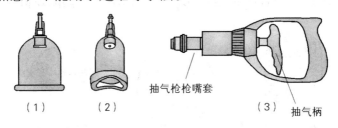

（1）　（2）　抽气枪枪嘴套　（3）　抽气柄

抽气罐

此外，在临床应用中还有铜罐、铁罐等，但由于传热快，易烫伤皮肤，目前很少使用。在民间我们还可看到一些医生和群众以代用罐进行治疗，如罐头瓶、茶杯、酒杯、广口瓶、小碗、药瓶等。由于这些代用器具取材容易，操作简便而常被采用。

在选择好拔罐罐具后，还应准备好95%浓度的乙醇（酒精）、止血钳、棉球、火柴、润滑液、药液等以及其他辅助用品。

 ## 拔罐降压的常用体位

患者的体位，原则上是使患者舒适、持久，又便于术者操作，拔罐的体位分为坐位和卧位。

1.坐位

坐位适用于肩、背、腰等部位以及颜面部和颈部穴位。

◎俯伏坐位：适用于颈项、肩背部。

◎侧卧坐位：适用于侧头位。

◎仰靠坐位：适用于前头、四肢部。

2.卧位

卧位最为常用，可适用于任何部位，对于初诊、年老体弱、小儿、有晕针史者更适用。

◎仰卧位：患者平卧于床上，可于膝下垫一枕，使之更加放松，适用于前头部、胸部、胁肋部、腹部及四肢的前部。

◎俯卧位：双手抱肘，胸下垫一枕，俯卧于床，适用于颈项、肩背、腰骶、下肢的后侧部位。

◎侧卧位：下肢屈曲，侧卧于床，适用于侧头、肩背、胁肋、胯、下肢的外侧部位。

常用的拔罐方法有哪些

1.单罐法

如果病位范围较小，可根据病变或压痛的范围选择单个适当口径的罐子进行治疗，如胃痛单拔中脘一穴，心律不齐、心慌选内关穴，大便不正常选天枢穴，头痛选太阳穴，落枕选肩井穴等。

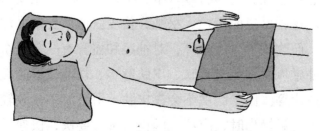

单罐拔腹部

2.多罐法

多罐法即多罐并用，治疗时分排罐法和散罐法两大类，适用于治疗病变范围较广泛、病变处肌肉较丰满，或敏感反应点较多的患者。采用此法时，可根据经络走向或解剖形态等情况，酌情吸拔数个或数十个罐，如某一肌肉劳损时可按肌肉的走向位置成行排列吸拔多个火罐，称之为"排罐法"。适用于身体强壮、症状明显的患者，拔罐数目多而排列紧密（罐距小于3厘米）；若体质弱或症状不甚明显的患者，拔罐排列较稀疏（罐距大于7厘米），称散罐法。

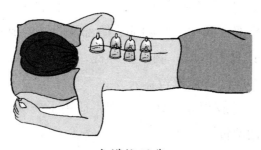

多罐拔腰背

 拔罐的运行方法有哪些

1.闪罐法

闪罐法是用镊子夹住乙醇棉球，点燃后送入罐底，立即抽出，将罐拔于患者患处，随即将罐取下，反复操作，直至皮肤潮红发紫痧点为止。这种反复的牵拉、松弛，使皮肤血液反复灌注、输布、再灌注，从而改善了血液循环，对神经和血管有一定兴奋作用。此法适用于外感风寒、肌肉萎软、皮肤麻木、功能减退的虚弱病症及脑卒中后遗症等。由于此法不会在皮肤上留下淤斑，故较适合于面部使用。闪火罐操作时，应注意闪火入罐时要快，快速送入罐底。火切不可在罐口停留太久，以免罐口太热而烫伤皮肤。如果反复闪罐，罐体温度过热，应换另一个罐继续操作。

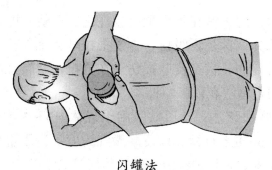

闪罐法

2.留罐法

留罐法是临床常用的拔罐方法，适用于一般的各种病症。即罐子拔上以后，在治疗部位上留置10～15分钟，直至皮肤潮红、充血或淤血。在皮肤娇嫩细腻部位、夏季、吸拔力大、红外线灯照射后同时拔罐时，不可留罐时间过长。另外，在留罐期间，亦可结合提按、摇动等手法来增强刺激，提高疗效。

3.走罐法

走罐法又称为推罐、拉罐、行罐等。走罐宜适用罐口壁较厚且光滑无破损的玻璃罐或有机玻璃罐，先在要走罐的皮肤上或罐口上涂一些润滑油脂如凡士林、板油等，将罐吸附肌肤后，术者用手握住罐体，根据病情需要和走罐部位的解剖结构，进行向上下、左右或圆周方向的往返推拉移动，直至走罐部位皮肤潮红、充血，甚至淤血。需加大刺激时，可以在推拉旋转的过程中对罐具进行提、按，也可稍推拉或旋转，即用力将罐取下重拔，反复多次，因取罐时常有响声，故又称响罐法。走罐适合于面积较大、肌肉丰厚的部位，如腹背、腰臀、大腿等处，用于经络气血不通、脏腑功能失调、风寒湿邪侵袭、肌肤麻木酸痛等病症。一般背腰四肢部易上下移动，胸部应按肋骨走行方向移动，腹部可旋转移动。操作时前进方向的罐口稍向上提起，后半部着力。应根据病情和部位挑选口径适宜的罐子（腹背腰臀用大罐，四肢用小罐），决定吸拔的力量和推移的速度。

走罐法操作的关键在于当罐具吸住之后，要立即进行推拉或旋转移动，不能先试探是否吸住，否则推拉时就难以移动，用大力推拉会造成患者疼痛，甚至皮肤损伤。在推拉、旋转几次之后，才能停歇。常用的走罐法有以下3种。

（1）浅吸快移法：使肌肤吸附于罐体内3～5毫米高，移动速度为每秒30～50厘米行程，以皮肤微红为度。适用于体虚年迈、儿童和病情表浅者如末梢神经炎、轻度感冒等。

（2）深吸快移法：使肌肤吸附于罐体内5～8毫米高，移动速度为每秒15～30厘米行程，以皮肤表面红紫色为度。适用于经络气血不通、脏腑功能失调的多种病症。使用部位常以背部膀胱经即背俞穴为主。

（3）深吸慢移法：使肌肤吸附于罐体内8～12毫米高，移动速度为每秒3～5厘米行程，以皮肤表面紫黑色为度。适用于久寒痼冷、经络气血阻滞日久、筋脉肌肉失养等病症，如肌肉萎缩、中风、半身不遂、腰椎间盘突出症、坐骨神经痛等。

走罐法操作时，推拉旋转的速度不宜过快，如过快易导致疼痛，每次推拉移动的距离不宜过长，推拉至皮肤呈潮红、深红或起丹痧点为止。

 临床常用的拔罐方法有哪些

1.火罐法

火罐是一种很常用的拔罐法，利用点火燃烧的方法排除罐内空气，形成负压，以吸附于体表。火罐排气是用点火的方式排出罐内部分空气，常用的方法有以下6种。

（1）投火法：本法多用于侧面横拔位。操作时用镊子夹住乙醇棉球，点燃后投入罐内，迅速将罐扣在应拔部位；或用软质纸稍折叠，也可卷成纸卷（较罐的深度长3厘米左右），点燃后在烧去3

厘米左右时投入罐中，不等纸片烧完,迅速将罐扣在应拔部位。

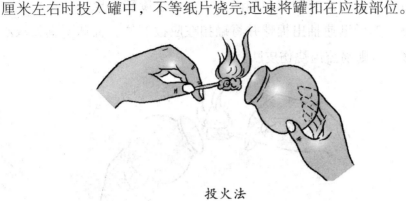

投火法

（2）贴棉法：本法适用于侧面横拔位。操作时首先用0.5～1平方厘米的脱脂棉片，四周拉薄后略吸乙醇（酒精），贴于罐内上中段，点燃后迅速扣在应拔部位。注意,棉片不宜太厚，吸取乙醇不宜太多，否则，易造成贴棉脱落以及乙醇流溢烫伤患者。

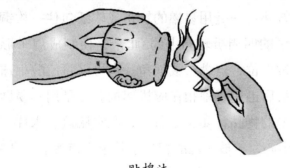

贴棉法

（3）滴酒法：本法适用于各种体位。操作时在罐内底部滴入乙醇数滴，保持罐口朝上，然后将罐横放，旋转1～3周，使乙醇均匀地附于罐内壁上（勿使乙醇沾到罐口,以免灼伤皮肤），点燃后手持罐底迅速扣在应拔部位。本法操作简单，不需其他辅助用品，适用于家庭保健。注意乙醇不宜滴得过多，以免火焰随乙醇流溢，灼伤患者。

（4）闪火法：本法适于各种体位。特别适用于闪罐法、走罐法。操作时用镊子夹住乙醇棉，或用一根长约10厘米的粗铁丝，将一端用脱脂棉和纱布包裹成一小鼓槌状，吸取乙醇，点燃后伸入罐内旋转片刻，迅速抽出棉球，将罐扣在应拔部位。需较大吸拔力时，可将燃烧的乙醇棉球在罐内上中段壁上旋转涂擦，使乙醇在罐壁燃烧，然后迅速抽出棉球并将罐扣在应拔部位。棉球不宜吸取乙醇太多，否则易流溢烧伤皮肤。

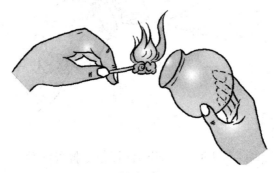

闪火法

（5）架火法：本法适用于俯卧、仰卧的大面积部位及四肢肌肉丰厚的平坦部位。它的特点是不受燃烧时间的限制。操作时可选用以下两种方法：一是用易燃的软布或软纸包住一枚铜钱或类似物品，将布或纸的四周折转向上约3厘米，便制成毽子形的点火架。然后置于吸拔部位，点燃布或纸角。也可以将乙醇棉球放在点火架顶端点燃。最后迅速将罐扣在应拔部位。二是用不易燃、不传热、直径2～3厘米的物品，如胶木瓶盖、汽水瓶盖、木片、橘皮等，置于吸拔部位中心，再放一乙醇棉球于其上，点燃后立即将罐扣上。

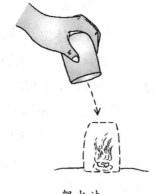

架火法

（6）弹簧架法：用1根直径0.5～1毫米的钢丝绕成弹簧状，放入火罐内，近罐底的一端扭成钩状，钩端部卷上一个棉球，悬挂在罐的中央。拔罐时，在棉球上滴几滴乙醇，点燃后将罐扣在应拔部位即可吸住。此架可反复应用。

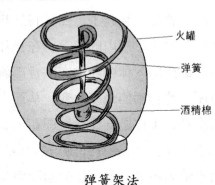

　　弹簧架法

2.水罐法

　　即在火罐内装入1/3～1/2的温水，闪火后迅速将水罐扣在治疗的穴位或部位上，此法适用于外感风寒、高热无汗、咳嗽、胃痛、风湿证、腰痛等。另外，还有利用蒸汽加热竹罐的方法，现已不常用。

3.药罐法

　　煮药罐法的操作方法是：用纱布将中药包好，放入沙锅内，加入适量的水煎煮。煎沸后，将竹罐或木罐放入煮3～5分钟，再将罐夹出，迅速用干净的干毛巾捂住罐口，以吸取药液，降低罐口温度，保持罐内的温度。然后，趁热迅速将罐扣在患处或穴位上，手持罐稍加压按约半分钟，使之吸牢即可。此法将拔罐与中药疗法结合在一起，发挥罐与药的双重作用，又有温热作用，多用于风寒湿痹证。但操作时要熟练，否则可致吸力不足。

　　除煮药罐法外，药罐法还有贮药罐、酒药罐两种方法。贮药罐法是在抽气罐中装入1/2～2/3的药液，如紫苏水、生姜汁、风湿酒等，然后用注射器或抽气枪抽去空气，使罐吸拔于皮肤上。酒药罐法是将泡好的药酒滴入罐内，按前述火罐中的滴酒法操作。

4.针罐法

针罐法全称留针拔罐疗法，是在用毫针刺入穴位并行针得气后留针，并以针刺处为中心进行拔罐。留罐10～15分钟，待皮肤红润、充血或淤血时，将罐轻轻起下，然后将针起出。针罐法一般采用玻璃罐，这样可随时观察罐内的情况。在操作中应注意，针柄不宜过长，以免触及罐底陷入体内。如在胸背部施针罐法应特别注意，因为罐内的负压可使针刺的深度改变，从而引起气胸。还可针刺穴位"得气"后出针，不按压针孔，立即在出针的穴位上拔罐，并吸出少许血液或组织液。此法有针刺与拔罐的双重作用，可提高临床疗效，多用于单独拔罐疗效欠佳的顽固性痛痹，各种软组织急、慢性损伤等。

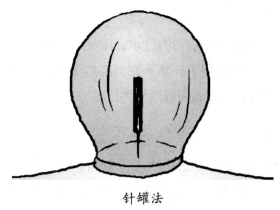

针罐法

5.刺血拔罐法

刺血拔罐法又称刺络拔罐法或血罐法，是刺血与拔罐相结合的一种临床常用的治疗方法。临床操作有两种方法。

（1）在刺络（刺血）后再进行拔罐的一种手法，即在应拔部位的皮肤消毒后，用三棱针点刺出血或用梅花针在局部叩打后，再行拔罐，以加强刺血治疗的作用。此法多用于治疗丹毒、乳痈、跌打损伤致软组织损伤淤血等。应用此法必须严格消毒，一般留罐10～15分钟，起罐后用消毒干棉球擦净血迹。有出血倾向，如血小板减少、血友病、白血病患者，不可使用刺血拔罐。

（2）皮肤消毒后，用三棱针、粗毫针或平口小刀浅刺，刺激量分为轻刺、中刺、重刺3种。轻刺以皮肤出现红晕为度，中刺以微出血为度，重刺以点状出血为度。然后，在刺络（刺血）处拔罐，留罐时间10～15分钟,以出血量5～10毫升为度。起罐后，用消毒棉球擦干渗血，3～6日治疗1次，5次为1个疗程。此法适用于病程短、症状较重、表现亢奋，具有红、热、痛、痒等实证型患者，如腰腿痛、风湿痛、肌肉劳损、神经性皮炎、丹毒、皮肤瘙痒、感染性热病、高血压（实证型）等病证。对虚寒体质的患者一般不用此法。

6.挑痧拔罐法

挑痧拔罐法是拔罐与挑痧配合使用的一种疗法。使用时，先在选定的部位（经络穴位）拔罐（最好用走罐手法）。若留罐，时间应稍长，吸力应稍大，待皮肤上出现紫红或紫黑斑块后起罐，再在皮肤出现紫红或紫黑较明显处（一般此处皮下有硬节，或大或小）用消毒针挑刺。每个部位挑刺2～3下，以皮肤渗血、渗液为度。然后用消毒棉球拭干，亦可涂75%乙醇或碘酒。此法可用于中暑、郁痧、闷痧、感染性热病、风湿痹痛、痛经、神经痛等病证。

7.温罐疗法

温罐疗法指在留罐的同时，在治疗的部位上加用红外线、神灯、周林频谱仪等照射，或用艾条温灸患部及罐体四周，以提高疗效，又可防止患者着凉的方法。此法兼有拔罐和热疗的双重作用，多用于寒凉潮湿的季节，或有虚寒、寒湿的病证。

8.刮痧拔罐法

刮痧拔罐法是刮痧与拔罐配合使用的一种治疗方法。一般可先刮痧后拔罐，亦可先拔罐后刮痧，前者较为常用。使用时先在选定的部位（穴位）皮肤上涂抹适量刮痧拔罐润肤油（或乳），用水牛角刮痧板进行刮痧，若与走罐手法配合，刮拭皮肤时间应略短，皮肤出现红色即可在其刮痧部位走罐；若与留罐手法配合，刮拭时间可稍长，待皮肤出现红、紫或紫黑色时，再行留罐，留罐部位可以是穴位（包括阿是穴），亦可是病灶点（刮痧后皮肤上红紫或紫黑明显处，用手触摸，皮肤下常有明显硬节或条索状物，压迫多有酸麻胀痛等反应）。一般认为，在病灶点处拔罐对疏通经络气血、调整脏腑功能有明显作用。此法广泛用于颈椎病、肩周炎、腰椎间盘突出症、腰肌劳损、坐骨神经痛、哮喘、膝关节疼痛和屈伸不利、高血压、痤疮等病证，均有显著疗效。

9.艾灸拔罐法

艾灸拔罐法是艾灸与拔罐配合使用的一种手法。一般是先在选定部位进行灸法然后再拔罐，以艾灸的药物和温热作用来加强疏经通络、温经散寒、祛除寒湿、行气活血等功效，与拔罐同用可增强疗效。常用配合手法有以下几种：

◎艾炷灸拔罐法：分直接灸与间接灸拔罐两种。直接灸即将艾绒搓捏成上尖底平的圆锥形的艾炷，直接放在皮肤上面施灸。间接灸是施灸时在艾炷与皮肤之间隔垫某些物质（如隔一姜片叫隔姜灸、隔一片蒜叫隔蒜灸、隔一附子饼叫附子饼灸等）。上述灸法都应在患者感觉皮肤发烫时，换艾炷和隔垫物再灸，以皮肤潮红但不烫伤为度，灸后再行拔罐。此法适应证较广，对外感表证、咳嗽痰喘、脾肾虚证、风寒湿痹、妇人气虚血崩等证均有疗效。隔姜灸拔罐法多用于腹痛、受寒腹泻等证。隔蒜灸拔罐法多用于痈疽、瘰疬、肺炎、支气管炎、肠炎等证。附子饼灸拔罐法可用于阳痿、早泄等证。

◎艾卷灸拔罐法：分单纯艾卷灸与药条灸拔罐两种。用棉纸把艾绒裹起来做成圆筒形称为艾卷，艾卷内只有单纯艾绒称单纯艾卷或艾条，艾卷内除艾绒外加入药末而制成的艾条叫药条。将艾条（包括单纯艾条与药条）的一端点燃，对准施灸部位，另端可用手或其他工具如艾条支架等支持，燃端距皮肤1.7～3.3厘米施灸，使患者局部有温热感而无灼痛，一般每处灸5～10分钟，至皮肤稍起红晕为度。灸毕再行拔罐。艾灸拔罐法具有温经散寒作用，适用于风寒湿痹等证。

10.按摩拔罐法

按摩拔罐法是按摩与拔罐配合使用的一种手法。可分为先按摩后拔罐和先拔罐后按摩两种。先按摩后拔罐法是指先根据病情在选定的部位（经络穴位）上进行各种手法的按摩，按摩完毕后再进行拔罐，根据不同情况选用闪罐、走罐或留罐手法，以增强按摩的疗效。先拔罐后按摩法，是指通过拔罐（主要用走罐和留罐手法）使皮肤出现紫、黑斑和皮下结节后，在紫黑斑或结节处使用按摩手法，主要为解结消灶、促进淤斑吸收，以增加拔罐疗效。按摩拔罐法在临床多种病症中被广泛运用。

留罐法降压图解

【选穴】曲池、足三里、三阴交及配穴。

【操作】患者首先取仰卧位，选择大小合适的罐具，用闪火法将罐吸附于曲池、足三里、三阴交穴位上，留罐10~15分钟。

取俯卧位用闪火法将罐吸附于心俞、肝俞、胃俞穴位上，留罐10~15分钟，每周2~3次，10次为1个疗程。

高血压肝阳上亢者加太冲穴留罐；气血亏虚者加气海穴留

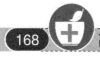

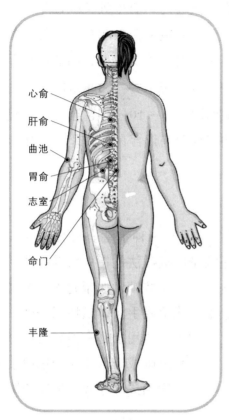
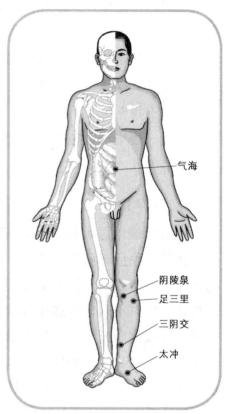

罐；痰浊中阻者加丰隆、阴陵泉穴留罐；肾精亏虚者加命门、志室穴留罐。

 刺络拔罐法降压图解

【选穴】大椎、肝俞、心俞、灵台、脾俞、肾俞、委中、三阴交等穴。

【操作】先用三棱针点刺或皮肤针叩刺各穴，然后施用闪火法将罐具吸拔在叩刺的穴位上，留罐10~15分钟，隔日1次。

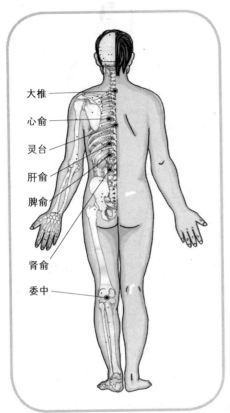

大椎
心俞
灵台
肝俞
脾俞
肾俞
委中

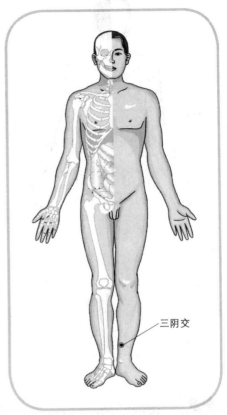

三阴交

　　用三棱针点刺委中、三阴交穴3~5下，然后立即施拔，使拔出少量血液，起罐后擦净皮肤上的血液，用碘酒棉球消毒即可，每周2~3次。

针罐法降压图解

【选穴】曲池、足三里、三阴交穴。

【操作】施以留针罐法吸拔穴位，留罐10~15分钟，每日或隔日1次。

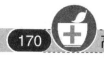
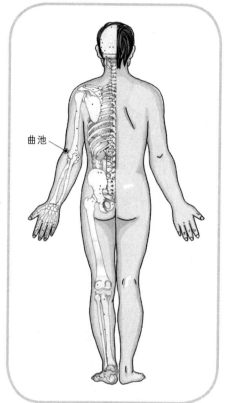

曲池

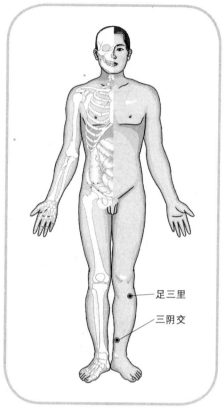

足三里
三阴交

 走罐法降压图解

【选穴】大椎、大杼、腰俞、白环俞。

【操作】患者取俯卧位，充分暴露背部，首先在沿督脉的大椎—腰俞和足太阳膀胱经的大杼—白环俞的经脉上涂抹适量的润滑油，然后选择中号火罐或抽气罐，将罐拔在背部，沿经脉线路上下来回推拉走罐，直至皮肤

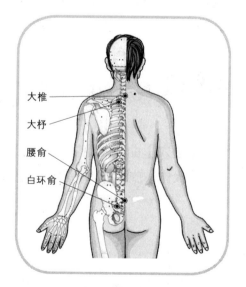

大椎
大杼
腰俞
白环俞

潮红或出现紫红色淤血为止，起罐后擦净皮肤上的油迹。每周2~3次，6~8次为1个疗程，疗程间休息1周。

 ## 拔罐降压注意十一大事项

1.要有舒适的体位

患者应根据不同部位选择不同口径的火罐，因人而异，因部位而异。注意选择肌肉丰满、富有弹性、没有毛发和骨骼、关节凹凸部位，以防掉罐。肌肉丰满、平坦处用大罐，部位窄小、肌肉较薄、皮下脂肪较少处用小罐。切忌在颈部两侧拔罐，此处有颈动脉窦。

2.严格进行消毒

为防止感染及乙型肝炎等传染病的发生，在拔罐治疗时，应进行严格的消毒，针罐结合法及刺络拔罐法更应注意。

3.注意拔罐的禁忌证

皮肤有溃疡、水肿、过敏以及大血管相应部位不宜拔罐，孕妇的腹部和腰骶部也不宜拔罐，常有自发性出血和损伤后出血不止的患者不宜使用拔罐法。

4.做到稳、准、快

拔罐时火力要足，罐口靠近拔罐的部位，操作要迅速轻巧，做到稳、准、快，才能将大罐拔紧，否则不能产生疗效。

5.防止烫伤

应用闪火法时，棉絮蘸的乙醇不宜多，防止滴下造成烫伤。用煮竹罐时，必须甩尽罐内的热药液，以免烫伤皮肤。

6.出血不宜过多

应用刺络拔罐时，不宜使之出血过多，成人每次总量不超过10

毫升为宜，如拔罐后血如泉喷，应立即起罐止血。

7.防止扣罩撞针

应用针罐时，需防止因肌肤收缩而致弯针。在扣罩罐子时，决不能撞压针，以免针刺过深，造成不应有的损伤。尤其胸、背部，针刺更不能过深，如果由于不慎撞压致针刺过深，容易产生气胸。

8.疏密有"数"

使用多罐时，密排法，罐距不超过3厘米，适用于体壮而有疼痛者；疏排法，罐距在6厘米以上，适用于体弱者。

9.防止损伤皮肤

应用走罐时，不能在骨突出处或小关节处及皮肤有皱襞、细嫩之处推拉，以免损伤皮肤或火罐漏气脱落。

10.询问患者感受

拔上火罐后，要询问患者感觉怎样，如果患者感觉紧、灼痛、难受，可能是吸拔的力量过大，应按住罐口适量放气或立即起罐。

11.起罐要轻缓

起罐时手法要轻缓，以手抵住罐边肌肉按压一下，使气漏入，罐子自然脱落。不可以强拉或旋转。

第五章

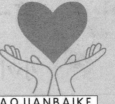

针灸按摩，神奇但不神秘的降压大法

　　健康代表着现代人的生命质量和生活质量，任何人都没有理由不珍惜生命、不重视健康。对于高血压患者来说，有没有一些简便易行、经济实用、安全无污染的降压方法呢？答案是肯定的，针灸与按摩就是你明智的选择，它们是老祖先留给我们的一笔丰富的宝贵遗产。按摩降血压，立竿见影，针灸降血压，祛病真如神。下面就让我们走近这些"国之瑰宝"，去细细品味，仔细研究针灸、按摩降血压的奥妙吧！

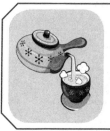

第一节 针灸疗法，

小小银针单挑降压大任

针灸即针法和灸法的合称，是一门古老而神奇的科学。针法是把毫针按一定穴位刺入患者体内，运用捻转与提插等针刺手法来治疗疾病。灸法是把燃烧着的艾绒按一定穴位熏灼皮肤，利用热的刺激来治疗疾病。我们这里所指的主要是针法。针灸疗法具有疏通经络、调和阴阳、扶正祛邪的功效。对高血压患者来说，小小银针可以单挑降压大任。

 针灸疗法，使血压趋于稳定

针灸降低血压，在临床应用上已取得了较好疗效。有报道认为，针灸疗法的近期降压效果可达82.5%。中医学认为，针灸与高血压相关的经络，可产生经络本身所具有的传导感应，纠正阴阳失调、偏盛偏衰所致的高血压的虚实症候，达到补虚泻实的作用，以恢复人体阴阳的相对平衡，使血压趋于稳定。

有学者通过实验观察，针灸具有平肝潜阳、滋养肝肾、宁心安神的作用，不仅能较快地改善头痛、眩晕等高血压症状，还能调节神经系统、改善心肌代谢、扩张小动脉，从而促使血压下降。

一般来说，针灸对治疗轻、中度高血压的疗效确切，且在降低血压的同时可有效地改善症状。但重度高血压多为病程晚期，多伴有心、脑、肾等脏器的损害，在应用针灸治疗时需根据病情配合适宜的降压药物控制血压，这对改善高血压预后还是有利的。

针灸疗法对施术人员的专业技能要求比较高，所以最好由专职医生操作，未经学习和训练的不要随便施术，以免发生意外，造成更严重的损害。

针灸降压常用穴位一览表

针灸降压常用穴位表

穴名	位置
百会	后发际正中直上7寸，头顶正中。
头维	额角发际直上0.5寸。
印堂	两眉头连接的中点。
太阳	眉梢与目外眦之间向后约1寸处凹陷中。
攒竹	眉头凹陷中。
听宫	耳屏与下颌关节之间，微张口呈凹陷处。
翳风	耳垂后下方，下颌角与乳突之间凹陷处。
安眠	风池穴与翳风穴连线的中点。
率谷	耳郭尖上方，入发际1.5寸处。
风府	后发际正中直上1寸。
中脘	腹部前正中线，脐上4寸。
气海	腹部前正中线，脐下1.5寸。
关元	下腹部前正中线，脐下3寸。
大横	脐中旁开4寸，肝俞第九胸椎棘突旁开1.5寸。
肾俞	第二腰椎棘突旁开1.5寸。

（续 表）

穴名	位置
命门	第二腰椎棘突下。
曲池	屈肘，当肘横纹外端凹陷处。
少海	屈肘，当肘横纹尺侧端凹陷处。
阴郄	腕横纹上0.5寸，尺侧腕屈肌腱的桡侧。
外关	手背腕横纹上2寸，桡骨与尺骨之间。
内关	腕横纹上2寸，掌长肌腱与桡侧腕屈肌腱之间。
神门	仰掌，尺侧腕屈肌腱桡侧端，腕横纹上。
鱼际	第一掌骨中点，赤白肉际。
劳宫	手掌心横纹中，第二、三掌骨之间。
合谷	手背，第一、二掌骨之间，约平第二掌骨中点处。
阳谷	三角骨后缘，赤白肉际上，当尺骨茎突与三角骨之间的凹陷中。
少府	第四、五掌指关节后方，仰掌屈指，当小指端。
中冲	手中指尖端之中央。
足三里	犊鼻下3寸，距胫骨前嵴一横指处。
丰隆	犊鼻穴与外踝高点的中点处。
三阴交	内踝上3寸，胫骨内侧面后缘。
阴陵泉	胫骨内侧髁下缘凹陷中。
阳陵泉	腓骨小头前下方凹陷处。
昆仑	跟腱与外踝之间凹陷处。
束骨	足跗外侧，第五跖骨小头后方，赤白肉际处。
解溪	足背外踝关节横纹中央，长伸肌腱与趾长伸肌腱之间。
太溪	内踝与跟腱之间凹陷中。
行间	足背第一、二趾间缝纹头。
太冲	足背第一、二趾骨结合部之前凹陷。
降压点	足背部趾腓侧爪甲角1分处，与第一跖骨间隙中点连线之间的点。
涌泉	足跖屈时，在足心前1/3凹陷中。

注：1寸=3.33厘米

针灸降压的主穴、次穴与方法

【主穴】曲池、足三里、风池、太冲。

【次穴】百会、神庭、外关、合谷、关元、丰隆、三阴交、太溪、降压点。

【配穴】头痛加太阳、印堂；失眠加安眠、神门；心悸加郄门、内关。

【方法】每次取一组主穴及2~3个次穴，再随证增加1~2个随证配穴。采用稍强刺激的手法，但对肝肾阴虚型、阴阳两虚型高血压病改用轻刺激的手法，留针20分钟，每日或隔日针刺1次，两组穴位轮换使用。10次为1个疗程，2个疗程之间休息1日。

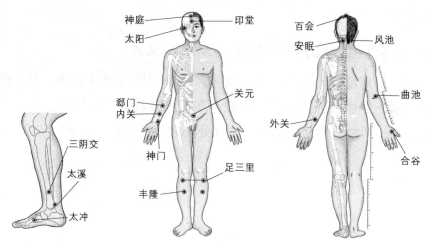

针灸降压有四大注意事项

1.选择合适的针具

现在多选用不锈钢针具。应根据高血压病患者的体质、病情、体型和所取穴位所在的具体部位选择长短、粗细适宜的针具。如体壮、形肥、针刺部位肌肉丰满者可选用稍粗稍长的毫针；体弱、形瘦、针刺部位肌肉较浅者应选用较短较细的毫针。

2.选择适当的体位

适当的针刺体位，有利于正确取穴和施术，还可防止晕针、滞针和弯针。精神紧张、年老体弱及血压较高的患者宜采取卧位，不宜采用坐位。

3.严格消毒

穴位局部可用75％乙醇棉球从里向外绕圈擦拭。施术者的手要用肥皂水洗刷干净，然后用75％乙醇棉球擦拭。针具可用纱布包扎，放在高压蒸汽锅内灭菌。应做到一穴一针，若能使用一次性针具更佳。

4.掌握正确的针刺角度、方向和深度

针刺角度、方向和深度很重要，正确掌握可增强针感，提高疗效，防止发生意外情况。头面部、胸背部及皮薄肉少的穴位，一定要浅刺；四肢、臀、腹及肌肉丰满处的穴位，可适当深刺。

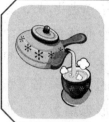

第二节 按摩疗法，
不花钱不吃药的降压妙法

按摩是中华民族的"瑰宝"之一，它博大精深，恩泽于民。中医按摩的奥妙和它的显著疗效，是很多西医无法理解也无法感知的。尤其是在许多现代医学无法对抗的重大疾病上，中医按摩的辨证施治更胜一筹！下面就让我们看一下不花钱、不吃药、疗效又好的中医按摩在治疗高血压中的神奇魅力吧！

 手到病除，按摩降压神奇但不神秘

按摩又称推拿疗法，古称按跷，是以中医学的脏腑、经络学说为理论基础，并结合西医的解剖和病理诊断，用手法作用于人体体表的特定部位以调节机体生理、病理状况，达到理疗目的的方法。这里的手法笼统地说，就是运用手、指的技巧，在人体皮肤、肌肉组织上连续动作来保健治病的一种方法。尽管现在人们对它早已并不陌生，但对其不俗"身世"却鲜有人知。

在原始社会，当人体的某一部位受到损伤出血时，人们便本能地用手按压出血处以止血；当损伤使局部部位隆起时，人们又本能地通过抚摩、揉动使隆起变小或消失，从而缓解肿痛。据史料记载，春秋名医扁鹊就已经用按摩疗法来治疗虢太子的尸厥症了。由此，我们可以推想，按摩这种疗法从远古"走"来，穿越了至少2 000多年的历史，也算是经过大浪淘沙而成的"医学瑰宝"。我国最早的按摩专书，当推《黄帝按摩经》（十卷，见《汉书·艺文志》），可惜早已亡佚。但在现存的古典医书《黄帝内经》里，许多地方都曾谈到按摩。如《血气形志篇》："形数惊恐，经络不通，病生于不仁。治之以按摩醪药。"又《异法方宜论》："中央者，其地平以湿，天地所以生万物也众，其民食杂而不劳，故其病多痿厥寒热。其治宜导引按跷。"不难看出，那时候的人已经开始用按摩疗法来治疗肢体麻木不仁、痿证、厥证、湿证和寒热等证了。

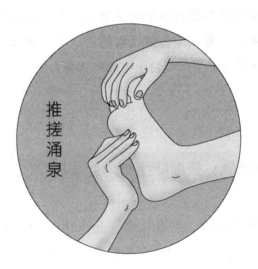

推搓涌泉

按摩疗法不仅可治疗跌打损伤、腰膝酸痛等症，对高血压病患者也能起到调节神经、舒缩肌肉及扩张局部血管的作用，具有一定的降压和改善头晕、失眠等症状的效果。这一点已为大量的临床报道所证实。用双手拇指指腹分别按揉足心涌泉穴100下后，不仅会顿觉头部轻松，复查血压也可降低4.5～10毫米汞柱。那么，为什么按摩疗法会有降血压作用呢？实验证明，按摩可导致一部分细胞内的蛋白质分解，产生组胺和类组胺物质，使人体内的毛细血管扩张开放，使肌肉断面每1平方毫米中的毛细血管数由按摩前的31个增加到1400个。由于毛细血管的增加、管径的增大，使血液循环得以改善，血压得以下降。通过按摩，可以调整微血管的收缩和舒张作用，能扩张皮肤等组织的毛细血管，开放肌肉中闭塞的毛细血管，降低血管的外周阻力，解除脑部小动脉痉挛，促使血压下降。有学者研究认为，按摩疗法可以缓解大脑的紧张度，使大脑皮质的兴奋与抑制达到平衡，有助于缓解头晕头痛，改善睡眠，同时有利于血压下降。中医学认为，得当的按摩方法可以疏通经络、通畅气血、平肝潜阳、醒脑安神、滋补肝肾、调和阴阳，所以对各种类型的高血压均有一定疗效。

按摩降压法的四大优势

按摩疗法是一种非药物降压疗法，它主要是通过对人体功能的调节而达到降压的目的。尤其是有药物无法代替的优越性，日益被医学界和社会大众所看好。

1.经济实用

随着人们生活水平的提高，生命价值观念的增强，对医疗保健有了更高的要求。卫生资源的有限性和医疗保障制度的改革及医学的进步，要求医疗方法经济实惠，效果显著，不但能治病防病，更能在无病时强体健身。穴位按摩不但符合这些要求，更是不需任何设备，不用任何药物，只要自己一双手，在家庭内就可治病防病了。因此，学会穴位按摩疗法，可谓省钱省时又实用。

2.安全有效

长期临床实践证明，安全有效是穴位按摩疗法的最大优点。这一疗法不用打针吃药，无创伤，无任何不良反应，有病治病，无病可以强身，完全符合当今医学界推崇的"无创伤医学"和"自然疗法"的要求。穴位按摩疗法可以预防和治疗上百种疾病，如头痛、牙痛、急性腰扭伤、岔气、腹泻等，往往只需要按摩一次就可手到病除。至于许多慢性疑难杂症，如糖尿病、高血压、失眠等，只要有恒心坚持按摩，也多有奇效。

3.简便易学

实践证明，穴位按摩疗法是简便易学的医疗保健方法。

简便： 穴位按摩疗法不受时间、地点、环境、条件的影响，也不需器械和药物，身体某脏器或部位出现不适，随时可在田野、工场、房室内外进行按摩，甚至看书、看电视或做手工时脚踩鹅卵石按摩，这种方法十分简便，大众易于接受。

易学： 穴位按摩疗法男女老幼都可以学会，有文化，懂一些生理解剖知识的人学起来就更容易了，关键在于记住穴位或反射区，认真反复实践即能掌握，适应社会大众医疗保健需要。

4.疗效奇特

穴位按摩疗法不仅具有易学、易掌握、易操作、见效快的优点，还不受时间、地点、环境、条件的限制。同时，穴位按摩疗效奇特，是一种无针、无药、无创伤、无不良反应的物理疗法，是一种标本兼治的全身治疗方法。尤其是对一些慢性病症和痛证的治疗，能显示出其独特的疗效，深受广大人民的喜爱。

目前多数的医疗检查手段和方法，只有当人体不适且有明显症状或反应时才能做出诊断。即使这样，有时也有误差。如冠心病在不发作时，其心电图往往也无异常变化。有很多疾病一旦被现代手段检查出来时，往往已到中晚期，治疗难度也就很大了。因此，寻求疾病早期诊断、早期治疗，防患于未然，使机体保持旺盛的生命力，是目前医学发展的大趋势。穴位按摩疗法正符合这个大趋势。当人们感觉机体稍有不适或精神不振时，穴位反射区或穴位就会有反应。我们通过对穴位进行观察、触摸、按压等诊断方法，就会发现很多疾病的早期症状，从而达到早期治疗的目的。

常用按摩降压的取穴定位方法

1.骨度分寸定位法

骨度分寸定位法又称骨度分寸法，即以骨节为主要标志来测量周身各部的大小、长短，并依其尺寸，按比例折算作为定穴的标准。骨度分寸法的优点在于取穴准确，不论男女、老幼、高矮、胖瘦等体型的人均能适用。下表为常用骨度分寸表。常用骨度折量法示意图见下页所示。

骨度分寸表

部位	起 止 点	折量分寸	度量法
头部	前发际至后发际	12寸	直
	前额两发角之间	9寸	横
	两眉头之中点至前发际	3寸	直
	后发际至第7颈椎棘突	3寸	直
	耳后两乳突之间	9寸	横
胸部	胸骨柄上缘至剑胸结合处	9寸	直
	两乳头之间	8寸	横
腹部	剑胸结合至脐中	8寸	直
	脐中至耻骨联合上缘	5寸	直
背腰部	第1胸椎棘突向下至骶正中嵴下端	21椎	直
	两肩胛骨内侧缘之间	6寸	横
躯干侧面	腋窝中点至第11肋端	12寸	直
	第11肋端至股骨大转子	9寸	直
上肢部	腋前皱襞至肘横纹	9寸	直
	肘横纹至腕横纹	12寸	直

（续 表）

下肢部	平耻骨联合上缘至股骨内上髁上缘	18寸	直
	股骨大转子至膝中	19寸	直
	胫骨内侧髁下缘至内踝高点	13寸	直
	膝中至外踝高点	16寸	直
	外踝高点至足底	3寸	直

注：1寸＝3.33厘米

2.自然标志取穴法

根据人体自然标志而定取穴位的方法称自然标志定位法。人体自然标志有两种：一种是不受人体活动影响而固定不移的标志。如五官、指（趾）甲、乳头、肚脐等，称为固定标志；一种是需要采取相应的动作姿势才会出现的标志，包括皮肤的皱襞、肌肉部的凹陷、肌腱的暴露处以及某些关节间隙等，称为活动标志，自然标志定位法是常用的取穴方法，如两乳中间取膻中，握拳在掌后横头后取后溪等。

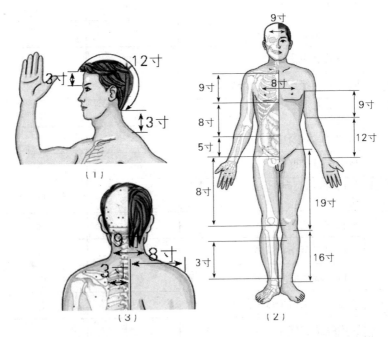

常用骨度分寸示意图　（注：1寸＝3.33厘米）

3.手指同身寸取穴法

以自己的手指为标准来定取穴位的方法称为手指同身寸取穴法。因各人手指长度、宽度与其他部位有着一定的比例，所以可用本人的手指来测量定穴（见下图）。

（1）中指同身寸法：是以中指中节屈曲时内侧两端纹头之间宽度作为1寸，可用于四肢部取穴和背部取穴。

（2）拇指同身寸法：以拇指指间的横向宽度作为1寸，适用于四肢部。

（3）横指同身寸法：又名一夫法，是将食指、中指、无名指、小指并拢，以中指中节横纹处为准画一水平线；横向宽度为3寸，适用于头、躯干、四肢部。

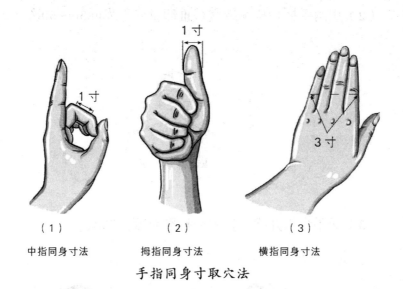

（1）　　　　　　（2）　　　　　　（3）
中指同身寸法　　拇指同身寸法　　横指同身寸法

手指同身寸取穴法

4.简便取穴法

简便取穴法是一种简便易行的方法，如垂手中指端取风市，两手虎口自然平直交叉，在食指端到达处取列缺等。

按摩百会、攒竹等头部穴位降血压

（1）点按百会穴50次，力度适中，以胀痛为宜。

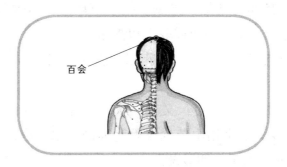

（2）用两手拇指桡侧缘交替推印堂穴至发际30～50次。

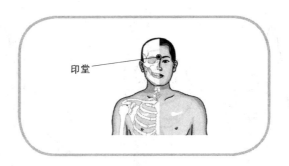

（3）两手食指并拢，自神庭推摩至哑门20次。

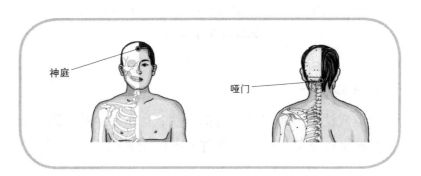

（4）用两手拇指指腹或食指侧面推揉攒竹，沿眉弓推至太阳穴30～50次。

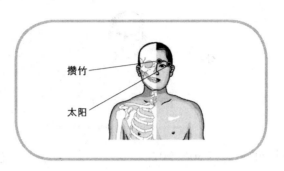

（5）用拇指或食指指端按揉太阳穴30次，力度适中，以有酸胀感为宜。

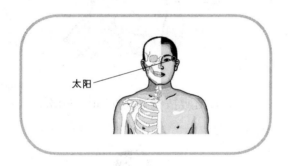

（6）用拇指或食指指腹按揉面部心穴30～50次。

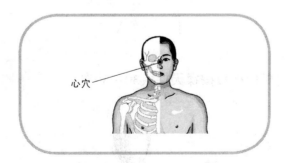

（7）按揉面部肝穴30~50次。

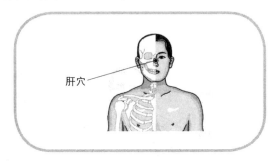

（8）按揉面部肾穴30~50次。

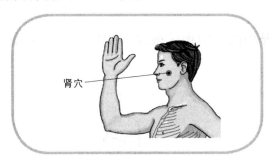

（9）用拇指或中指指腹按揉风池穴30~50次。

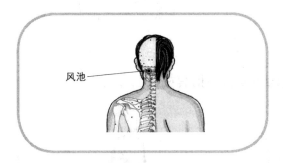

（10）用拇指指腹按揉天柱穴30~50次。

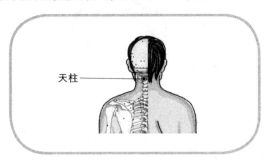

按摩心、肝等耳部区域降血压

（1）食指推肾上腺20～40次。

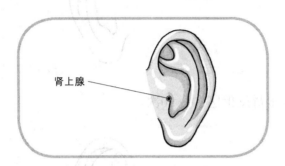

肾上腺

（2）按压心反射区30～50次。

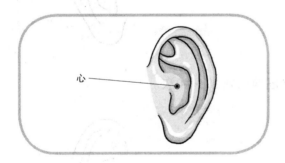

心

（3）按压内分泌反射区30～50次。

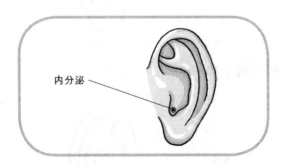

内分泌

（4）按压肝反射区30～50次。

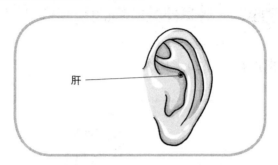

（5）按压肾反射区30～50次。

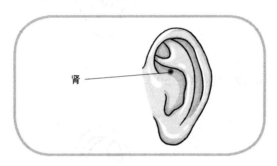

（6）点掐神门穴20～40次。

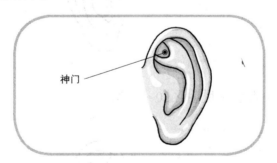

（7）点掐皮质下30～50次。

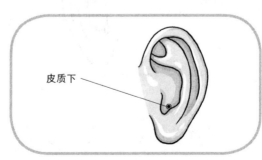

（8）点掐屏尖30～50次。

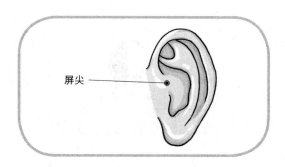

（9）按摩耳郭。

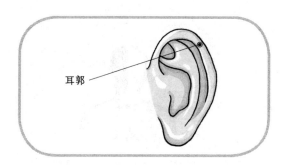

 按摩桥弓、大椎等颈肩部穴位降血压

（1）两拇指左右交替推桥弓穴15～20次。

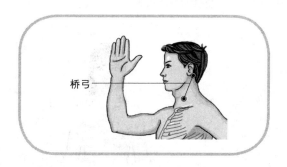

（2）双手以五指拿法拿大椎穴与肩峰连线中点的肩井穴10~15次。

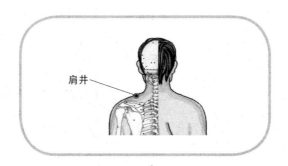

（3）拇指指腹推揉大椎穴30~50次。

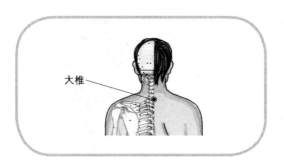

 按摩膻中、关元等胸腹部穴位降血压

（1）用中指指端轻揉膻中穴30~50次。

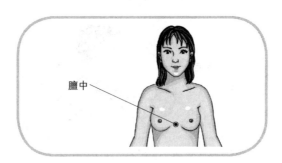

（2）用掌根按揉中脘穴20～40次。

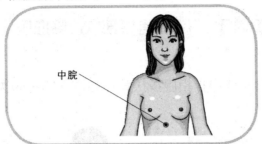

（3）按揉天枢穴20～40次。

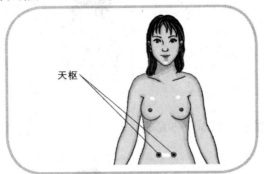

（4）用拇指或中指指端按揉气海穴30～50次。

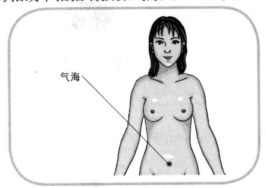

（5）按揉关元穴30～50次。

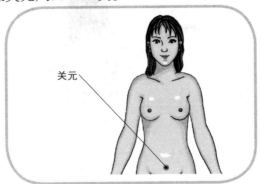

按摩命门、气海俞等腰部穴位降血压

（1）用食指或中指指腹按揉背部心俞穴30～50次。

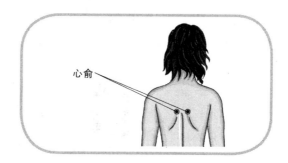

心俞

（2）按揉膈俞穴30～50次。

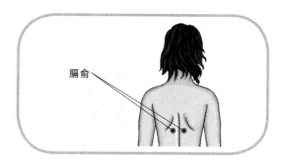

膈俞

（3）按揉脾俞穴30～50次。

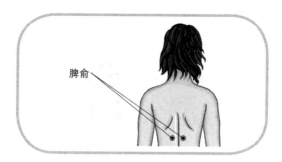

脾俞

（4）按揉肾俞穴30～50次。

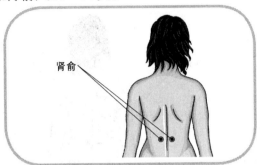

（5）按揉关元俞穴30～50次。

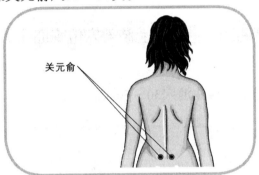

（6）用拇指指腹按揉命门穴30～50次。

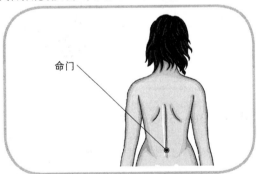

（7）按揉腰阳关穴30～50次。

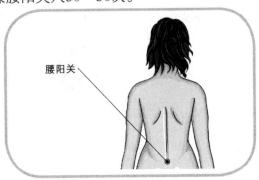

（8）按揉气海俞穴30～50次。

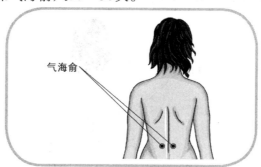
气海俞

 按摩曲池、合谷等上肢部穴位降血压

（1）用拇指按揉曲池穴30～50次。

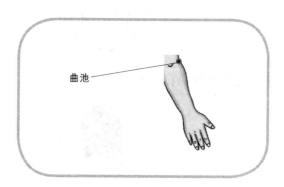
曲池

（2）按揉外关穴30～50次。

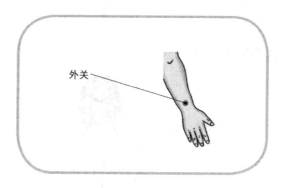
外关

（3）以拇指指甲缘按掐合谷穴20～30次。

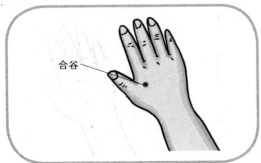

（4）掐按关冲穴10～20次。

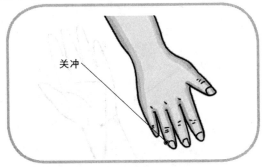

（5）掐按少冲穴10～20次。

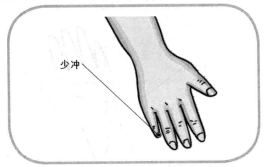

（6）用拇指指腹按揉内关穴30～50次。

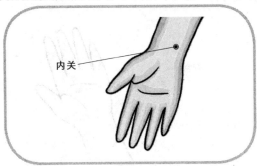

（7）按揉太渊穴30～50次。

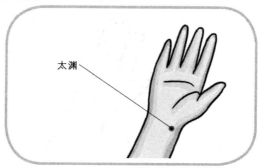

（8）按揉大陵穴30～50次。

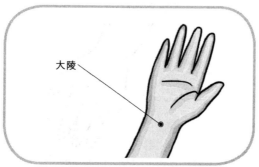

（9）按揉神门穴30～50次。

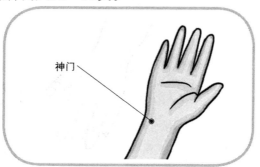

（10）按揉劳宫穴50～70次。

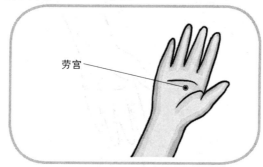

按摩太冲、太溪等下肢部穴位降血压

（1）用拇指指腹按揉足三里穴30~50次。

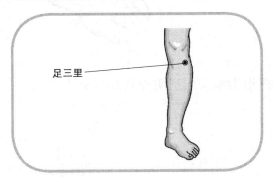

足三里

（2）按揉丰隆穴30~50次。

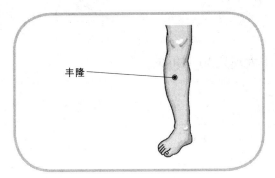

丰隆

（3）按揉太冲穴30~50次。

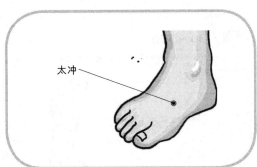

太冲

（4）按揉行间穴30～50次。

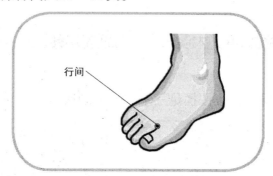

（5）用拇指指端按压三阴交穴30～50次。

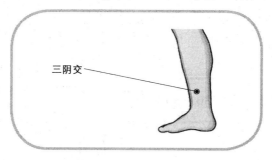

（6）按压太溪穴30～50次。

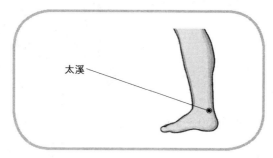

（7）按压照海穴30～50次。

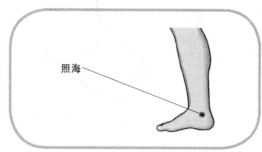

（8）按压涌泉穴30～50次。

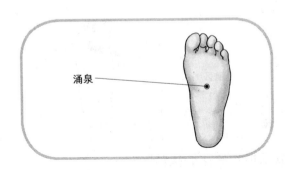

 按摩额窦、肾区等足部反射区降血压

（1）拇指指端按揉大脑、脑垂体30～50次。

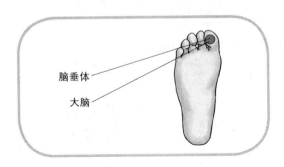

（2）按揉额窦30～50次。

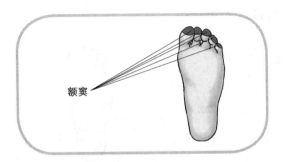

（3）单指扣拳由内向外推压肺区50～70次。

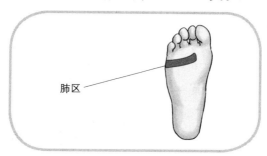

肺区

（4）用单示指扣拳法按揉肾区50～70次。

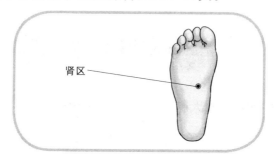

肾区

（5）按揉肾上腺区50～70次。

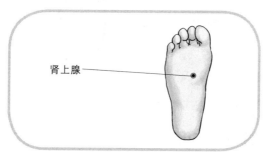

肾上腺

（6）按揉膀胱区50～70次。

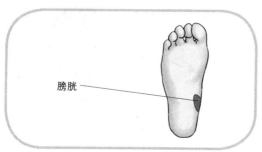

膀胱

（7）按揉肝区30～50次。

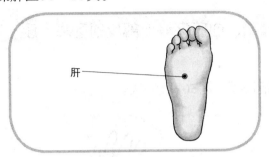

（8）按揉腹腔神经丛50～70次。

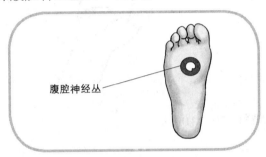

（9）拇指推压输尿管50～100次。

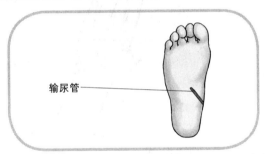

（10）用单食指刮压内耳迷路50～70次。

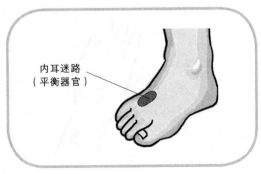

按摩肾、血压区等手部反射区降血压

（1）中指按揉心区50～100次。

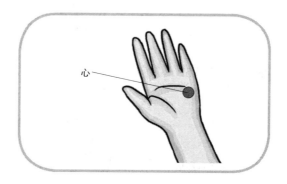

心

（2）按揉肾区50～100次。

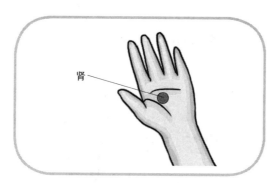

肾

（3）按揉肾上腺50～100次。

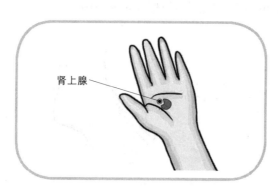

肾上腺

（4）推按生殖腺50～100次。

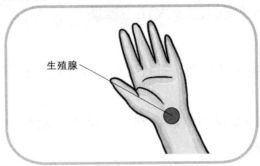

生殖腺

（5）按揉甲状腺50～100次。

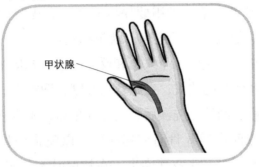

甲状腺

（6）按揉血压区50～100次。

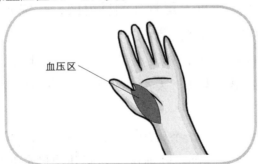

血压区

（7）推按内耳迷路反射区50～100次。

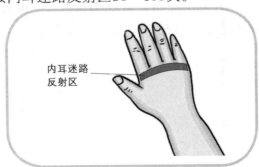

内耳迷路
反射区

按摩降压时的十大注意事项

无论是治病还是保健，进行穴位按摩均应注意以下事项，以保证按摩的安全和疗效。

第一，室内要保持清静、整洁，避风、避强光、避免噪声刺激，保持空气新鲜。

第二，对于长时间服用激素和极度疲劳者，不宜进行穴位按摩。

第三，按摩者的手、指甲要保持清洁。有皮肤病者不能给他人按摩，也不能让他人为自己按摩，以防相互传染。

第四，按摩者在按摩每个穴位和反射区前，都应测定一下针刺样的反射痛点，以便有的放矢，在此着力按摩，取得良好的治疗效果。

第五，饭后、酒后、洗澡后、大运动量后，不宜立即进行按摩。

第六，治疗时应避开骨骼突起部位，以免损伤骨膜。老人的骨骼变脆，关节僵硬，儿童皮薄肉嫩，在按摩时不可用力过大。

第七，淋巴、脊椎、尾骨外侧反射区，一定要朝心脏方向按摩，以利于推动血液和淋巴循环。

第八，治疗过程中，如有不良反应，应及时提出，保证治疗的安全可靠。如出现发热、发冷、疲倦等全身不适症状，属正常现象，应坚持治疗。

第九，足部按摩后，不可用冷水洗脚，可用手纸擦去多余的按摩膏，穿上袜子保暖。晚上睡前洗净油脂并用热水泡脚15分钟。

第十，在按摩后半小时内，必须喝温开水500毫升以上。严重肾脏病患者，喝水不能超过150毫升。

第六章

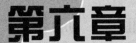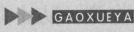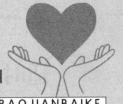

GAOXUEYA

JUJIATIAOYANG BAOJIANBAIKE

日常保健，安享血压平稳的快乐

拥有健康的体魄，远离疾病的侵扰，是每一个高血压患者的最大愿望。那么，做好日常保健，拥有健康这个愿望即使不能完全变成现实，也一定会最接近现实，因为日常细节决定健康！与那些必须要做的事情相比，日常保健最容易被我们忽略。关注日常保健，培养良好的生活习惯可以使你身体健康，全家幸福，反之则可能让你久病缠身，甚至于危在旦夕。

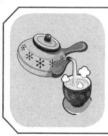

第一节

适时监测，防止血压"蹦极"

治疗高血压是一个漫长的过程，许多高血压患者往往凭感觉掌握自己的血压情况，却忽视了测量血压。长期这样的话，很容易延误病情。而且，高血压的症状有时并不明显，只有通过定期监测才能准确掌握血压的水平。因此，适时通过量血压来监测高血压的发展状况，并采取切实有效的治疗方案，就能防止血压"蹦极"，给身体带来意想不到的危害。

 ## 按时测压很关键

高血压病患者日常护理中至关重要的一点就是自测血压，以及时掌握血压高低及自我判断降压药物的疗效。自测血压有很多客观优势，而且更便于患者掌握自己的血压状况。一般情况下，一个人的血压呈明显昼夜节律性，即在白天活动状态时血压较高，夜间入睡后血压较低。而且，调查显示，白天血压有两个高峰期，即上午6～10时及下午16～20时，因此有必要在这两个时段测血压，从而了解一天中血压的最高点。在判断药物疗效方面，由于不同降压药物的作用时间也不相同，例如同一类钙拮抗剂有长效制剂、中效制剂，也有短效制剂。一般长效制剂降压作用持续时间长，每日服一次降压效果可持续24小时左右；中效制剂作用时间约12小时；而短效制剂持续时间短，服药后6～8小时疗效即消失。为了判断上述3种不同剂型药物的降压效果，有必要在下述几个时段自测血压。

1.每天早晨睡醒时测血压

此时的血压水平反映了所服药物降压作用能否持续到次日清晨。如果早晨血压极高，则应测24小时动态血压，以便了解睡眠状态下的血压。如果血压在夜间睡眠时和白天水平大体相同，则应当在睡前加服降压药；如果夜间睡眠时低而清晨突然升高，则应根据实际情况在刚醒时甚至在清晨3～5点时提前服降压药。

2.服降压药后2～6小时测血压

这是因为短效制剂一般在服药后2小时即达到最大程度的降压效果，中效及长效制剂降压作用高峰分别在服药后2～4小时、3～6小时出现，这一时段测量血压基本反映了药物的最大降压效果。通过正确掌握自测血压的时间，患者可以比较客观地了解用药后的效果，从而也有助于医生及时调整药物剂量及服药时间，以及采用更为适当的治疗或用药方法来帮助患者更好地控制血压。

掌握动脉血压的测量方法

由于血压测量受到许多外部因素的影响，所以在医院就诊或者定期在家测量血压时，要做到以下几点：

首先，在椅子上做1～2次深呼吸，使情绪安定，再将袖带缠绕于右上臂，气囊中间部位正好压住肱动脉，气囊下缘应在肘弯上2.5厘米，此时袖带的紧度可伸入1～2指。将听诊器置于袖带下肘窝处肱动脉上。

其次，将空气充入袖带，压迫动脉使血流停止。从感觉脉搏消失起，再继续加压使水银柱上升30毫米汞柱。一面聆听脉搏，一面将袖带的压力放松，放松袖带压力的速率，每秒钟2～3毫米汞柱。当压力降至某一程度，听诊器中开始听到血液流动的声音，此时血压计上的数值就是"收缩压"。

继续放出袖带内的空气，听诊器中听到的声音会渐渐微弱，最后完全消失，此时血压计上所记录的数值就是"舒张压"。

测量结束后，应注意将测定的日期、时间、室温、受测体位、部位和收缩压值、舒张压值一并记录下来。

这种测量血压的方法称为血压间接测量法。

前面所述测量血压的方法是坐姿测量。但是如有下列3种情形时，则坐姿和卧姿的血压都必须测量。

◎ 服用降血压药物的人。

◎ 容易眩晕或起立时有头晕等症状的人。

◎ 高龄者。

有上述这些状况的人，多半自主神经功能失调，而无法维持正常血压。所以，应将坐时所量的血压和躺时所量的血压比较看看，是否有异常差距，这一点相当重要。

专家提醒

测量血压前半小时避免进食、饮酒或沐浴；事前要排尿和排便；室内温度应保持在25℃左右，避免过冷或过热；应在安静、温度适当的环境中休息5～10分钟，刚运动后不宜测量。

了解常见血压计的种类

许多朋友在选购血压计的时候，常常面对市场上种类繁多的血压计不知如何下手。那么怎样才能选购到一款适合自己的血压计呢？这里给大家介绍一下血压计的分类。并根据自己的需要选择一款适合自己的血压计。

1.水银柱式血压计

这种血压计在我国使用最广泛，以往在进行大规模疾病普查时，都要求一律使用这种血压计。在临床工作中，一般也要求采用这种血压计。为了便于了解病情，控制用药的疗程和剂量，最大限度地配合治疗，建议在条件许可的情况下，高血压患者在选用家庭用血压计时，最好也采用水银柱式的。

水银柱式血压计的准确性和可靠性较高，它的袖带宽度是有规定的，一般成人（14岁以上）为14厘米，小儿应使用较窄一点的袖带，否则测得的血压值会低于实际值。袖带的长度应能绕上臂1周以上（一般要求在22厘米以上）。只有血压结袖带的宽度和长度都适合的情况下，测定外部施加的压力与血管音的发生与消失，才能与实际动脉的收缩期、舒张期的血压一致。当袖带过窄时，要施加较大的压力时才会出现血管音；而当袖带过宽时，即使加以较小的外部压力，也会出现较大的血管音。在使用前，血压计应经过核校，注意水银柱的零点水平、出气孔是否通畅、有无漏气现象。需要注意的是，使用水银柱必须足量，刻度管内的水银凸面应正好在刻度“0”上。使用完毕后一定要将血压计关好，避免水银漏出。这种血压计的缺点是比较重，携带不方便，且要用听诊器听诊，听力不好者无法使用。

2.电子血压计

这种血压计大多是普通血压计与电子分析控制终端相连，计算机会自动加压并根据情况控制加减幅度，它是通过测量血液流动时对血管壁产生的振动来测量血压的。这种血压计外观轻巧，携带方便，显示清晰，心率、血压测量一次完成，如果能正确使用，和传统的水银柱式血压计一样准确。

如果您想购买电子血压计，建议您最好选择手臂式的。因为腕式电子血压计所测得的压力值为腕动脉搏压力值，对于大多数中老年人来讲，特别是那些血液黏稠度较高、微循环不畅的患者，用腕式电子血压计与用水银柱式血压计测得的结果相比较，经常会有很大的差异，相差10毫米汞柱以上都是很常见的事情。

使用电子血压计虽然很方便，但同时也会受到许多限制，周围环境的噪声、袖带的上下滑动及摩擦等都可能对测量的结果产生一定的影响。因此在测量时，被测者不要说话，不要移动手臂或身体。

需连续测量时，应松开袖带，使手臂休息3分钟左右再进行测量。测量时应取坐姿，先保持5～10分钟的安静状态后再进行测量，每次测量前应先按下快速放气阀，放出袖带内残留的气体。

3.气压表式血压计

气压表式血压计在国内应用较少，它的压力显示器和钟表类似，也是利用气压泵原理测量血压的，它与水银柱血压计唯一不同之处，就是用表头针指的机械运动来表示血压读数。

正常的血压表式血压计的刻度盘指针应指在零位，加压后反应灵活，并仍能回复至原位。这种血压计的优点是携带方便，操作简单；缺点是血压计的准确度不如水银柱式血压计，维修也比较困难，刻度数字较小，听力不好、视力不好的老人使用也比较困难。

血压测量误差必有因

测量血压尽管简单，但一定要环境安静，测量者必须认真。常见测量血压有误差的原因，有以下几种：

1.测量血压缺乏耐心

正确的方法是测压前至少应让患者休息30分钟，然后测血压。

第1次测完后，应静息2分钟，在同一臂再复测血压。如此反复3次，才能确定可供临床参考的血压值。一面测血压，一面还在讲话，就不符合要求。

2.偏离听诊点太远

许多测压者绑好血压袖带后，并不是仔细触摸肱动脉最强的搏动点，然后再放听诊器头，而是估计听诊位置。这样听出的数值可能也有误差。

3.袖带减压过快

按规定应在阻断血流听不到动脉搏动音后，再加压30毫米汞柱。然后缓慢放气减压，使水银柱徐徐下降，读数应精确到2毫米汞柱。如果放气减压太快，使水银柱迅速下降，则判断误差至少也有6~8毫米汞柱。

4.血压计未定期校准

这样会使测定血压与实际血压逐步出现误差。

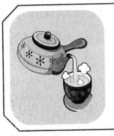

第二节 泡脚疗法，

安全有效的降压"瑰宝"

俗话说："睡前一盆汤，养生又健康。"说简单点就是用中药泡脚。对于高血压患者来说，睡前一盆汤，降压保健康。从中医角度看，人的脚上有反射区和众多穴位，当人们有选择地用中药泡脚时，就会刺激脚上的穴位和反射区，促进脚部乃至全身的血液循环，从而加快身体的新陈代谢，起到调解全身的作用，进而起到对高血压的调理作用。

 泡脚也能将血压降下来

泡脚疗法又称浴脚疗法、足浴疗法，是通过药液浸泡洗脚而起治疗作用的，它既有穴位的刺激作用，又可通过经络的作用使药物发挥功效，是治疗高血压的一种简便易行的自然疗法。

足部与人体经络系统有着密切的关系，在人体十二正经和奇经八脉中，足部是足三阴经及阴维脉、阴跷脉之源，足三阳经及阳维脉、阳跷脉之终止，足部通过经络与人体的脏腑紧密相连，各脏腑器官在足部都有一定的分布区域和各自的反射区，足部还有丰富的血管神经组织、躯体感受器和内脏感受器。

外洗足部通过对血管、神经及感受器的刺激，借经络的传导，发挥药物的功效，可达到调节脏腑功能、防病治病的目的。泡脚疗法既有穴位的刺激作用、药液的温热作用，又有药物的药理作用。通过药液的温热作用和穴位的刺激作用，可促进血液循环，增强代谢，调节神经系统功能；药液中的药物溶解于水中，通过皮肤吸收而作用于人体，根据不同证型的高血压病患者的不同发病机制，选择相应的天然药物，可发挥平肝潜阳、滋阴潜阳以及祛风化痰、滋养肝肾等治疗作用，从而达到降低血压、缓解头晕头痛、失眠心烦等症状的目的。

泡脚疗法有四大优势

泡脚治病的优点很多，较之其他治病方法，有以下几个方面的优势和特点：

1.安全、无毒副作用

泡脚作为一种保健和治疗的方法是十分安全的。其一，泡脚治病没有任何风险，不需要任何手术和医疗手段，不会因为医生主观的失误或客观的意外事情而造成患者肉体和精神的痛苦。其二，每一种药物进入人体后，都会产生或多或少的毒副作用，不论是西药还是中药都是如此，有人认为中药没有毒副作用，这是没有科学根据的，只能说中药的毒副作用与西药相比，危害程度小而已。据有关资料表明，我国每3年便有10多万人死于滥用药物，这不得不引起人们的高度重视。而泡脚疗法因其没有经过人体肠胃的吸收，而能避免这一问题的发生，不会产生任何毒副作用。

2.无痛苦

怕痛怕苦好像是天生的。每一位患过病的人，都会对就医带来的针药痛苦记忆深刻，尤其是小孩儿，每到医院看到穿白大褂的医护人员就有一种恐惧感。那种吃药的苦楚，打针、手术及手术后的痛感甚至让很多成年人也望而生畏，心有余悸。假如不用打针、吃药、手术就能治病，那真是不幸中的万幸，是广大患者的共同愿望。而泡脚疗法不但可以做到无痛苦，并且在泡过双脚后，还会让人感到舒适、轻松、愉快。这也是从古至今泡脚疗法深受人们喜爱的原因之一。

3.方便、有效

谈到方便，大家对求医看病一定会感觉到十分麻烦，时间耗费太多。诸如挂号、候诊、划价、付款、取药、检查等都必须排队，高峰期间得排长队，耗时不少。而如高血压这样的慢性病，需要长期跑医院接受治疗，不便之处就更多了。而泡脚疗法可以为广大民众提供方便，它不受任何时间、地点、人物的限制，随时可被大家采用，非常方便。据说，最近又有人发明了一次性塑料泡脚盆，既便于携带，又干净卫生，给经常出门在外的人士提供了方便，也为普及泡脚疗法增添了一种新的工具。

此外，一种医疗保健方法能否延续，能否受到老百姓的欢迎，关键要看它的效果如何。假如没有疗效，谁也不会白花时间与物力。经过长期的临床实践证明，泡脚疗法能促进血液循环、通经活络、温灼脏腑、刺激神经末梢，对人体有确切的保健医疗价值。经常给双脚以热浴和按摩，能有效揉碎并驱散沉积物，促进血液循环，平衡和改善身体电磁场，调整阴阳平衡和神经功能，加速肌肉纤维和细胞分子的运动，迫使毛细血管扩张和收缩，从而调动和增强人体器官自身的抗病潜能去战胜各种疾病因子，达到强身健体的功效。有一首顺口溜说得很好："春天洗脚，升阳固脱；夏天洗脚，暑湿可祛；秋天洗脚，肺润肠濡；冬天洗脚，丹田温灼。"这是有识之士对泡脚疗法作用的总结，泡脚疗法作为一种保健治疗手段能流传至今的原因也就在此。

4.经济实用

泡脚疗法花费少、收效大，既简便易行，又方便实用，非常适用于高血压病患者防病治病。

注重泡脚水、器具及泡脚时间的选择

1.泡脚水的选择

我们在家里泡脚，泡脚水一般取自来水、河水、井水、山涧水、矿泉水为基本用水。假如条件允许，应尽可能选用井水、自来水、山涧水或矿泉水。河水、溪水所含的有害物质（如化肥、农药）含量很高，则不宜用来泡脚。因为用这样的水泡脚，在温度的作用下，随着毛细血管扩张，人体皮肤对这类有害物质会大量吸收，不但对人体无益，反而会带来事与愿违的恶果。因此，受污染的水源不应作为泡脚水的水源。对于高血压病患者来说，泡脚水除应清洁、卫生外，加入平肝潜阳、熄风降压的药物更佳。

2.泡脚器具的选择

（1）质地的选择：泡脚用的容器以木制盆为好。因木制盆散热较慢，有利于保温。假如去商场购买泡脚盆的话，应该购买正规厂家生产、经国家有关部门认证的无毒无害的泡脚盆。不论是哪一种泡脚盆，总的要求是无害、安全、保温性能好。

（2）高度的选择：一般来说，泡脚盆的高度最好能超过20厘米高（没过踝关节），宽度则以能容纳双脚即可。假如泡脚盆太矮，热水浸泡的位置就低，浸泡到的下肢皮肤面积也就相对较少，因此，泡脚的效果自然要差些。需要提醒的是，泡脚时坐的椅子不能太高，也不能太矮，应高低适中，以保证身体的姿势处于舒适状态为宜。

（3）结构的选择：目前，市面上销售的泡脚盆的结构有简单的，也有复杂的。比如，仅通过电源来控制水温的泡脚盆，其结构比较简单，功能是能自动控制水温并保持恒温，这样一来既可节约用水，又可避免因频繁添加热水而给使用者带来不便。另外，有的厂家为提高泡脚的保健效果，还给泡脚盆设计了足底按摩器，有的还安装有固定频率的振荡器，结构相对复杂。其优点是能够一边泡脚一边按摩足部，既节省了时间，又增加了泡脚盆的功能，让使用者在泡脚的同时，还做到了保健与享受同时兼顾，真是一举多得，当然价格也自然要贵一些。应该说这些泡脚盆各有特点，每个人可根据自己的喜好、习惯和经济实力选购一种适合自己的泡脚盆。

此外，煎煮中药的汤锅最好是铁锅、沙锅或不锈钢锅，这样可以减少污染，防止有害物质侵入人体。

3.掌握泡脚的最佳时间

高血压病患者一般需泡脚45分钟左右方能收效明显，并需与熏蒸相结合。此外，还需根据患者具体情况，如所处地域、性别、年龄、气候情况、气温高低、工作性质及泡脚后的自我感受进行因人而异、因时而异、因地而异、因病而异的调整。如身体虚弱者，应控制在30分钟左右。

此外，泡脚的次数可每日安排1～2次。

 泡脚降压时有八大注意事项

1.忌空腹时泡脚

因为在泡脚的过程中身体会消耗很多热量，尤其在糖原储量较少时，更容易因血糖过低发生低血糖性休克。

2.忌餐后立即泡脚

如果饭后立即泡脚会因温度的升高、热量的刺激，使皮肤血管膨胀，消化器官中的血液相对减少，从而妨碍食物的消化和吸收。

3.儿童不宜泡脚

儿童正处于生长发育期，各种功能还不健全、不稳定，长期用热水给儿童泡脚，会给神经、血管的功能带来一些影响，不利于足部的健康发育，如果经常用热水泡脚，会造成扁平足，故儿童不宜泡脚。平时用一般的温水短时洗脚就可以了。

4.忌泡脚当风

泡脚的温度通常会引起全身出大汗，这时候避风是很重要的，否则不仅会引起感冒，还会引起腰腿痛，发展为长年不愈的慢性病。

5.忌水温过高

泡脚水温一般以38～43℃为好，如果水温过高，使人体热量不容易散发，容易发生虚脱，甚至烫伤，因此水温切忌过高，通常应从38℃开始，逐渐增至40～42℃。当然，温度的选择还要依据不同的个体和泡脚的时间长短来定。

6.忌用力搓擦皮肤

有人泡脚喜欢拼命搓擦皮肤，造成表皮细胞损伤，甚至出血，这会使皮肤这一人体自然防线的抗御能力下降，在皮肤微细胞破损处细菌或病毒会乘虚而入。

7.根据辨证结果选用泡脚验方

由于高血压的证型较多，而不同的泡脚验方又有不同的使用范围，所以应根据中医辨证分型恰当选用验方。

8.不宜在旅行期间泡脚

泡脚应尽量在家中进行，以避免交叉感染。如出差在外或外出旅游，必须到经营性的泡足屋泡脚，应选择卫生条件较好的地方，需更换泡足塑料袋，做到一人一袋，应避免与他人混用，以免传染上足癣、疖疮、肝炎等传染病。

常用降压的泡脚验方

花生苗水

◉ 配　方

花生全草（整棵干品）100克。

◉ 用　法

切成小段，泡洗干净，加清水1500毫升，煎数沸，将药液倒入盆中，先熏蒸，待温泡洗双脚，每日2次，每次40分钟，15日为1个疗程。

> **功　效**
>
> 清热益血，降血压，降低胆固醇。适用于高血压。

槐米菊花水

◉ 配　方

槐米100克，野菊花80克，苦丁茶5克。

◉ 用　法

将上药加水适量，煎煮30分钟，去渣取汁，与1500毫升开水同入脚盆中，先熏蒸，待药温适宜时浸泡双脚，每日1次，每次30~40分钟。20日为1个疗程。

> **功　效**
>
> 滋补肝肾，软化血管，清热降压。适用于肝肾不足型高血压。

钩藤菊花水

◉ 配　方

钩藤30克，菊花、夏枯草各15克，决明子30克，牛膝、白芍药、白僵蚕各20克，红花15克。

◎ 用　法

将上药加水适量，煎煮30分钟，去渣取汁，与1500毫升开水同入脚盆中，先熏蒸，待药温适宜时浸泡双脚，每日1次，每次30～40分钟。20日为1个疗程。

功　效

清泻肝热，镇潜肝阳，平肝息风，活血通络。适用于高血压。

臭梧桐侧柏叶

◎ 配　方

臭梧桐250克，侧柏叶100克，桑叶50克。

◎ 用　法

将上药放入锅中，加水适量，煎煮30分钟，去渣取汁，与1500毫升开水同入脚盆中，先熏蒸后泡足，每日1次，每次40分钟，20日为1个疗程。

功　效

平肝，清火，降压。适用于肝阳型、肝火型原发性高血压。

小苏打水

◎ 配　方

小苏打2～3小勺。

◎ 用　法

将水烧开，放入小苏打2～3小勺，每晚临睡前泡脚，每次泡脚30～40分钟。

功　效

适用于高血压病。

鸡毛菜玉米须水

◎ 配　方

鲜鸡毛菜200克，玉米须50克，地龙15克。

◎ 用　法

将上药放入锅中，加水适量，煎煮30分钟，去渣取汁，与1500毫升开水同入脚盆中，先熏蒸后泡足，每日1次，每次40分钟，20日为1个疗程。

功　效

适用于高血压病。

吴茱萸桃仁水

◉ 配　方

吴茱萸、桃仁、丹参、夏枯草、川牛膝各10~15克。

◉ 用　法

上药加清水2000毫升，煎至1500毫升，将药液倒入脚盆内，待药温适宜时，先用消毒毛巾蘸药液擦洗双脚（脚掌脚背）数分钟后，再将双脚浸泡在药液中30分钟。每日泡脚1~2次。洗后卧休1~2小时，每剂可用2次。

> **功　效**
>
> 适用于高血压病。

吴茱萸米醋水

◉ 配　方

吴茱萸50克，米醋150毫升。

◉ 用　法

将吴茱萸水煎取汁，倒入盆内，加入米醋搅匀，趁热洗浴双脚，一般每次30~40分钟，每日浸洗2次。

> **功　效**
>
> 平肝潜阳，通络止痛。适用于肝火亢盛型、阴虚阳亢型高血压病患者，能缓解头晕头痛、心烦易怒、失眠多梦等症状。

夏枯草柳叶水

◉ 配　方

夏枯草和柳梢嫩叶各30克。

◉ 用　法

将夏枯草和柳梢嫩叶晒干后粉碎，倒入沸水中浸泡片刻，趁热洗浴双脚，每次30~40分钟，每日早、晚各浸洗1次。

> **功　效**
>
> 清热，凉肝，熄风。适用于肝火亢盛型、阴虚阳亢型高血压病患者。

天麻半夏水

◉ 配　方

天麻20克，半夏15克，石菖蒲50克。

◎ 用　法

将天麻、半夏和石菖蒲加水浸泡30分钟，水煎取汁，再加入少许冰片搅匀，趁热洗浴双脚，每次30分钟，每日1～2次。

功　效

化痰泄浊，平肝，通窍，降压。适用于痰浊内蕴型、脾虚肝旺型高血压病患者。

二花白芍水

◎ 配　方

红花12克，菊花18克，白芍药30克。

◎ 用　法

将红花、菊花和白芍药加水浸泡30分钟，水煎取汁，趁热洗浴双脚，每次30分钟，每晚睡前浸洗1次。

功　效

平肝清热，活血止痛。适用于淤血阻络型、肝火亢盛型高血压病患者。

芹菜双桑水

◎ 配　方

芹菜100克，桑枝、桑叶各60克。

◎ 用　法

将芹菜、桑枝和桑叶加水浸泡30分钟，水煎取汁，趁热浸洗双脚，并配合按揉太冲穴，每次30分钟，每晚睡前洗浴1次。

功　效

清热平肝。适用于肝火亢盛型、阴虚阳亢型高血压病患者。

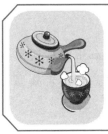

第三节

药枕疗法，枕头里的降压密码

药枕疗法是指将具有芳香开窍、活血通脉、镇静安神、益智醒脑、调养脏腑、调整阴阳等作用的天然药物，经过加工处理或炮制，装入枕芯之中，或者直接做成薄型药袋置于普通枕头之上，在睡眠时枕用，以达到防治疾病、延年益寿目的的一种独特治疗方法。那么，高血压怎样利用药枕疗法来治疗血压呢？

 药枕疗法，降压的"启明星"

中医认为，头为精明之府，十二经脉、三百六十五络的气血皆上聚于头部，头与全身紧密相连。颈项部是药枕疗法的主要施治部位，不仅大部分经络在颈项部循环、经过，而且还有许多腧穴在此处分布，头是一个相对独立的人体全息胚。药枕疗法通过药物的作用和机械刺激等，激发颈项部经络之气，促进传感，使经络通畅、气血调顺、调节机体神经系统功能、促进血液循环、纠正内分泌紊乱、维持机体的内环境稳定，达到防治疾病的目的。

药枕中的芳香挥发药物以及磁性成分的药物，借助人体头部与药枕的长时间接触，可通过皮肤、呼吸道进入人体，渗入血脉之中，同时刺激头颈部的穴位，通过经络的传导作用，调理气血，调整脏腑功能，达到养血健脑、降低血压、缓解头晕头痛等症状的目的。药枕中的药物还可直接作用于局部皮肤黏膜，起到消炎杀菌、镇静止痛、扩张血管、芳香开窍的作用。通过枕具、气味等的改变，还能起到心理调节作用，使情绪放松、心情安定，有助于改善睡眠和稳定、降低血压。现代研究还表明，通过药物的作用以及局部的刺激等，可刺激头颈部的皮肤感受器、血管和神经，调整其抑制和兴奋过程，调节血管及神经内分泌功能，起到降低血压的作用。

 常用的降压药枕疗法

桑菊枕

◎ 配　方

桑叶、菊花各500克，薄荷30克，冰片20克。

◎ 用　法

晒干，共研粗末，加入研成细粉的冰片，拌匀，制成药枕。

> **功　效**
>
> 平肝潜阳，芳香降压。适用于肝阳上亢型高血压病。

白菊红花枕

◎ 配　方

白菊花300克，冬桑叶250克，红花50克。

◎ 用　法

将冬桑叶、白菊花分别晒干，粉为粗末，与晒干的红花混匀后，用纱布包裹缝好，做成薄型枕芯，置于普通枕上面。

> **功　效**
>
> 疏风清热，化淤活血，平肝降压。适用于肝火亢盛型、阴虚阳亢型及淤血阻络型高血压病。

菊花决明枕

◎ 配　方

白菊花、草决明子各等份。

◎ 用　法

将白菊花、草决明子晒干，混匀

后用纱布包裹缝好，装入枕芯，制成药枕。

功 效

平肝泻火，明目降压。适用于肝火亢盛型、阴虚阳亢型高血压病。

蚕沙菊草蒲枕

◉ 配 方

晚蚕沙、白菊花、夏枯草、灯芯草、石菖蒲各等份。

◉ 用 法

将夏枯草、灯芯草、石菖蒲分别晒干，粉碎为粗末，与晒干的白菊花、晚蚕沙一同混匀，用纱布包裹缝好，装入枕芯，制成药枕。

功 效

清热，平肝，降压。适用于肝火亢盛型、阴虚阳亢型高血压病。

藿蒲决明枕

◉ 配 方

藿香800克，石菖蒲500克，决明子1000克。

◉ 用 法

将藿香、石菖蒲分别晒干，粉为粗末，之后与晒干的决明子混匀，用纱布包裹缝好，装入枕芯，制成药枕。

功 效

健脾利湿，化痰降浊，清热平肝，明目降压。适用于肝火亢盛型、脾虚肝旺型、痰浊内蕴型高血压病。

荷叶菖蒲枕

◉ 配 方

荷叶1000克，石菖蒲600克。

◉ 用 法

将荷叶、菖蒲切碎，研成粗末，晒干或烘干，制成药枕。

功 效

化痰降浊，清暑降压。适用于痰浊内蕴型高血压病。

桃叶荷叶枕

◎ 配　方

桃树叶、荷叶各等份。

◎ 用　法

将桃树叶、荷叶分别晒干，研为粗末，混匀后用纱布包裹缝好，做成薄型枕芯，置于普通枕之上。

> **功　效**
>
> 化痰降浊，活血化淤。适用于淤血阻络型、痰浊内蕴型高血压病。

桑叶地黄枕

◎ 配　方

桑叶、干地黄各500克，牡丹皮200克，巴戟天500克。

◎ 用　法

上药共晒干或烘干，共研为粗末，制成药枕。

> **功　效**
>
> 双补阴阳。适用于阴阳两虚型高血压病。

绿豆芝麻枕

◎ 配　方

绿豆1200克，芝麻1800克。

◎ 用　法

将绿豆、芝麻分别晒干，混匀后用纱布包裹缝好，装入枕芯，制成药枕。

> **功　效**
>
> 滋阴养血，清凉降压。适用于气血不足型、肝肾阴虚型及阴虚阳亢型高血压病。

绿豆茶叶枕

◎ 配　方

绿豆2000克，绿茶叶1000克。

◎ 用　法

将绿豆、绿茶叶分别晒干或烘干，混匀后用纱布包裹缝好，装入枕芯，制成药枕。

> **功　效**
>
> 清凉泻火，平肝降压。适用于肝火亢盛型、阴虚阳亢型高血压病。

药枕降压的注意事项

1.药枕药物的加工处理

在制作药枕时，应注意药物的加工处理，注意防霉、防蛀，对于根块、枝干及较大的花叶，应晒干后粉碎成粗末，矿物类则应打碎，放入枕芯前应把药物混匀，用纱布包裹缝好，底层最好加上一块塑料布，以免药物外漏。

2.药物的大小要合适

一般药枕的长度为60~90厘米，宽度为20~35厘米，也可根据各人爱好和需求，制成各种形状及大小的药枕，但不论何种药枕，都不宜做得太高。

3.辨证选择药枕

高血压的证型较多，而不同的药枕又有不同的使用范围，应在医生的指导下，根据中医辨证结果选择药枕。

4.药枕时间要保证

药枕每日至少枕6小时以上，放在枕骨位置时，侧卧、仰卧位都有效果。每日晨起后应把药枕套上塑料袋，以防药味走散。保护得好可保持1~3年。凡见香气走散、有形无气者应及时更换药物。冬天使用，可在枕下放一热水袋，以助药气。在施用药枕疗法的同时，应注意与针灸、运动、药物等治疗方法配合，以提高临床疗效。

5.适宜病情轻的患者

药枕的作用较弱，它虽然无特殊禁忌证，无明显毒副作用，老少皆宜，但只适宜于病情较轻的患者，对重症患者，药枕只能作为辅助治疗手段。

使用药枕后如出现头晕头痛、面颈红赤、恶心呕吐等症状者，可减少药枕内的药物用量，减少枕用时间，必要时可停用药枕。在每次使用药枕之前，均应饮用一些温开水，并在白天增加饮水量，或可配合使用麦冬、玄参、天冬等一些滋阴生津的中药以防芳香类药物耗伤阴津。

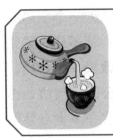

第四节

情志降压，不花钱的灵丹妙药

每个人都希望自己健康，高血压患者也不例外。多年来，人们对于健康问题的认识，往往局限于躯体的生理健康方面，至于心理健康，则常常被人们所忽略。要知道，人的心理也会影响血压的高低，比如压力、紧张、烦躁等不良情绪会使血压增高，因而，降血压用好"心药"也很重要。

 ## 良好的情绪，是血压稳定之道

高血压病患者保持心境平和、情绪乐观十分重要，良好的情绪能使血压稳定，有利于高血压病的恢复。以下几种方法可帮助高血压病患者保持情绪稳定：

1.克服紧张情绪

人在紧张、忧愁、愤怒、悲伤、惊慌、恐惧、激动、痛苦、嫉妒的时候，可出现心慌、气急和血压升高，甚至导致脑血管痉挛或破裂、脑卒中致死。高血压病患者的情绪变化常常会导致血压不同程度地波动，而做一些业余的手工制作，如缝纫、编织、木工、雕刻等，可以使大脑有个歇息的机会，练字、绘画，可使情绪稳定，

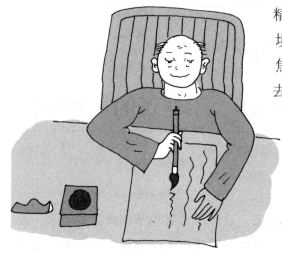

精神完全进入一个宁静的境界。当心情不佳、紧张焦虑时，改换一下环境，去郊外、公园、河边、山顶欣赏一下大自然的美景，可将注意力转移，达到精神松弛的目的。遇到不满意的人和事，要进行"冷处理"，避免正面冲突，遇事要想得开，切忌生闷气或发脾气。还应培养多种兴趣，多参加一些公益活动及娱乐和运动，做到笑口常开，乐观轻松。

2.避免心理负担过重

部分高血压病患者发现血压增高后，思想负担很重，情绪极不稳定，终日忧心忡忡，结果使血压增高，病情加重。有的患者出现消极沮丧、失去信心等不良心理，觉得自己给家庭和社会带来负担，成为"包袱"，不愿按时服药，不肯在食疗、体疗等方面进行配合，等待"最后的归宿"。也有的患者因降压治疗一时不理想，对治疗失去信心，变得焦躁不安，怨天尤人。虽然高血压病的治疗目前仍缺乏治本的方法，需要长期作战，但若能在药物治疗的同时避免增加心理负担，改变生活方式，进行自我安慰，病情是可以控制的，并发症也是可以减少的。

3.纠正猜疑心理

一些患者一旦被确诊高血压病之后，便把注意力集中在疾病上，稍有不适便神经过敏，猜疑血压是否上升了，是否发生并发症了，终日忧心忡忡。有的患者看了一些有关高血压病的科普读物，或报纸杂志上的科普文章，便把自己的个别症状及身体不适实行"对号入座"，怀疑自己病情加重，或百病丛生，对医生的解释总是听不进去，有时总是希望医生说自己病情严重，有点头晕头痛，便怀疑是否有脑卒中（中风）的危险，有点肢体麻木便断定是脑卒中先兆。

疏泄疗法，赶走苦恼赶走高血压

　　疏泄疗法即通过一定的方法和措施改变人的情绪和意志，以摆脱不良情绪的痛苦。事实证明，疏泄法可使人从苦恼、郁结的消极心理中得以解脱，尽快地恢复心理平衡，当人们遇到这样或那样的精神创伤、长期不良情绪的刺激、挫折或打击后，不但会因为心理、生理反应促使心跳加快，血压升高，而且可诱发高血压病，这是一个不争的事实。但自古以来，人们就注意到在受各种精神创伤或刺激后，有的人会生病，而有的人却不会生病。一个很重要的因素就是他们能否正确对待与疏泄这些不良的精神刺激。

　　人们发现，凡是能够正确对待有关事物与善于排遣不愉快情绪的人，绝大多数都能保持身心健康而不生病。相反，总是积郁于怀或过分自我压抑的人，不但患高血压、消化性溃疡等病的概率较高，而且患各类精神疾病的概率也高出普通人数倍。所以让人们将内心积郁的各种心理因素疏泄出来，是高血压病患者维持血压稳定的主要因素之一。当然运用疏泄疗法时应根据不同人的心理、环境和条件等，采取不同的措施进行灵活运用。常用的疏泄办法有：

1.以痛快地哭来疏导情绪

　　若痛苦或愤怒，痛快地哭可以将身体内部的压力释放，将身体压力产生的有害化学物质及时排出。生活中常见这样的事例，某人由于某事过于痛苦，劝其大哭一场后，心理压力就会明显减轻。如痛痛快快地大哭一场让眼泪尽情地流出来，就会觉得舒服些，所以有人提出为健康而哭的观念。

2.向朋友坦白心事

有了不良的情绪，可以向他人倾诉，也可以向自己最亲近或要好的朋友谈心，诉说委屈，发发牢骚，以消除心中的不平之气。遇到什么烦恼、心事，可以坦白地跟人说，寻求解决方法，闷在心里是不能解决或消除苦恼的。其次，要及时宣泄。如心有不平之事，可及时向知心朋友倾诉，千万不要闷在心里，以致气郁成疾，血压升高。

3.用趣味性嗜好疏导情绪

看电影、电视、读书、绘画、练书法、唱歌、跳舞可以消除生活中的压力，促使人的情绪好转。雄壮的歌曲可以振奋精神，放声歌唱可以提高士气。人在憋闷时，找个适当的场合大声喊叫，把心中郁积的"能量"释放出去，也能解除烦闷。

4.运动性疏泄

散步或其他运动，无须走太久，每天20分钟，也能减去紧张情绪。剧烈运动更是好的办法，人在情绪低落时，往往不爱运动，越不活动，情绪越低落，这样就会形成恶性循环。事实证明，情绪状态可以改变身体活动，身体活动也可以改变情绪状态，例如走路的姿态，昂首挺胸，加大步伐及双手摆动的幅度，提高频率走上几圈，或者通过跑步、干体力活等剧烈活动，可以把体内积聚的"能量"释放出来，使郁积的怒气和其他不愉快的情绪得到发泄，从而改

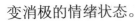

变消极的情绪状态。

5.远离不良环境疏导情绪

各种情绪的产生都离不开环境。避免接触强烈的环境刺激，有时是必要的，但最好要学会情绪的积极转移，即通过自我疏导，主观上改变刺激的意义，人为地变不良情绪为积极情绪。另一方面是从改变环境入手，如改变环境治疗、工娱治疗，实际上都是通过具体环境的改变，减少环境对人体心理和生理上的不良刺激，形成积极的暗示作用，排除消极的不良影响，以达到治疗目的。如果你遇到烦恼、郁闷不解时，你可以试着改变目前所处的环境，此法对高血压病的治疗有明显的好处。

 在翩翩起舞的情趣中缓解病痛

舞蹈疗法是指通过本人从事舞蹈活动来达到治病效果的一种治疗方法。舞蹈时常有音乐伴奏，所以舞蹈疗法常与音乐疗法配合进行。

舞蹈起源于劳动，是人类最早的艺术表达形式之一。我国的民间舞蹈历史悠久，远古时代便被视为防病治病的手段。《吕氏春秋·古乐》中便有"阴康氏舞"的记载。至金元时代，舞蹈被作为一种专门性治疗方法。近几年来，舞蹈已被群众当做一种新颖

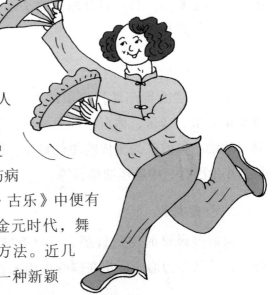

的运动疗法。在城市和农村跳秧歌舞、红绸舞、腰鼓舞、扇子舞的老年人成群结队，组织庞大；跳交谊舞、华尔兹的中老年人更是活跃在各个舞场。健康的人在跳，体弱有病的人也在跳，舞蹈疗法的防病治病功效已在实践中为群众所接受。舞蹈疗法不仅能直接通畅气血，舒筋活络，滑利关节，而且可以使高血压病患者情绪安定，心情舒畅，缓解工作和生活中的紧张、焦虑和激动情绪，使大脑皮质、中枢神经系统、血管运动中枢的功能失调得以缓解，促使高血压病患者全身处于紧张状态的小动脉得以舒张，从而有利于血压下降。

优美的舞蹈动作，鲜明欢快的音乐伴奏，是表达思想、抒发情感、宣泄郁闷的好形式，令人心旷神怡，气血流畅，血管的反应性得到改善，可引起外周血管的扩张和血压下降。

从舞蹈艺术的形式、内容、特征角度讲，舞蹈可分为三类：

1.民间舞蹈

是指在群众中广为流传、具有民族风格和地方特色的传统舞蹈形式。我国有56个民族，各民族的民间舞蹈更是形式多样，风格各异，以汉族为例，目前广泛流传的民间舞蹈有秧歌舞、红绸舞、腰鼓舞、扇子舞等几种，且在原有的基础上，编排又有所创新，更加适合中老年健身的需求。

2.现代舞蹈

是以自然的舞蹈动作自由地表现思想感情和生活的舞蹈。它集舞蹈艺术、音乐、体育锻炼为一体，为中老年人十分喜爱的一种健身活动。目前广为流传的现代舞蹈有慢四步交谊舞、慢三步交谊舞、小伦巴舞、中老年迪斯科等。

3.古典舞蹈

为古典风格的传统舞蹈，它具有整套的规范性技术和严谨的程式，所以作为治病疗法在群众中尚未被普遍接受。我国古典舞蹈

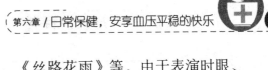

《敦煌彩塑》、《仿唐乐舞》、《丝路花雨》等，由于表演时眼、手、身、法、步的配合十分紧密，若能学习、表演一两个节目，对艺术观赏和健身治病均有很高的价值。

以上三种舞蹈均适合Ⅰ、Ⅱ期高血压病患者根据个人的兴趣和条件进行选择，均可作为一种体育运动疗法和精神运动疗法来调理身心，养生治病，防治高血压病。高血压病患者进行舞蹈疗法，一是要控制时间，每周1～3次，每次30～60分钟为宜；二是运动量不宜过大，注意循序渐进，量力而行，否则会导致血压上升；三是年老体弱的高血压病患者不宜选用动作过大、动作过多、节奏过强的舞蹈。

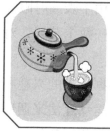

第五节

四季降压，小细节大疗效

一年有四季，春夏秋冬；人体也有四季，寒热温凉。一年中的四季变化无疑会影响人体的生理过程，很多高血压都与气候变化及一年四季中的生活细节有关。因此，高血压患者应该依据自己的身体特点，顺应四季的变化规律，进行适当调摄，加强人体正气，抵御疾病的侵袭，找到适合自己的四季养生妙法。

 ## 高血压患者春季保健方法

春季在四季当中气候变化最无常，早晚温差最大，会引起血管收缩，导致血压大幅升高或波动；春季多风，风属肝，易引起肝阳上亢，血压升高。因而，心脑血管疾病的频频光顾也就不足为奇了。所以，高血压患者在春季调压稳压、全面呵护血压健康就显得尤为重要!

1.膳食平衡

饮食清淡、少腻少盐是防控高血压的重要一环，也是春季饮食的基本原则。在这一原则的指导之下，高血压病患者要少吃酸性食品，多吃能补益脾胃的食物，如瘦肉、禽蛋、大枣、水果、干果等；多吃韭菜、菠菜、荠菜和葱等新鲜蔬菜，能有效降低胆固醇，减少胆固醇在血管壁上的沉积，利于血压的调控；多吃甘温食物，如大枣、花生、玉米、豆浆等。总之，要食不厌杂，主副、粗细、荤素合理搭配，做到膳食平衡。

2. 锻炼有度

春季是运动的最佳时节，有利于人体吐故纳新，特别是高血压患者。在春天这个疾病多发的季节坚持户外锻炼，可增强人体免疫力，改善机体代谢、血液循环，消除疲劳、抑郁，调节心理。出外晒太阳，增加维生素D，有利于钙的吸收，可防骨质疏松；吸入新鲜空气，可改善心脑的氧气供应，增强大脑对心脏血管收缩舒张功能的调节，防止冠心病和脑卒中（中风）的发生。

高血压患者可外出春游、旷野踏青，可爬山、慢跑和散步，但锻炼一定要有度、有序、有节。

3. 春捂防病

因"倒春寒"的存在，才有春捂之说。高血压患者更应春捂，以利于血压的调控。如果捂得不及时，感冒就会缠身，对高血压患者来讲无异于雪上加霜。但捂要适度、适时，切忌千篇一律，对调节能力较差的老人和高血压患者来说，衣着不宜单纯地求厚，而应根据气候变化添减衣服。特别要戴好帽护好脑，穿好背心护好背，鞋袜宽松护好脚，即"抓好两头，带好中间"。

4. 补充水分

许多营养物质要溶于水才能被吸收，代谢产物也要通过水才能经肠道和肾脏排出体外。而春天多风少雨，气候干燥，缺乏水分，会使血液黏稠，血管阻力增加，心脏负担加重，而使血压升高，导致心肌梗死和脑梗死的发生。故高血压患者每天要补充不少于2500毫升的水分，以防心脑血管疾病的发生和发展。

5.消除春困

高血压患者在这个季节里应早睡早起，保证充足睡眠。但也不能起得太早，以顺应自然升发之阳气，强身健体。保持室内空气新鲜，经常开窗通风，对消除春困十分有益。专家提倡，每天午睡半小时可消春困。睡眠充足了，才利于血压的调控，防止脑卒中（中风）的发生。

 高血压患者夏季保健方法

在天气炎热的夏季，高血压患者常常感到头昏脑涨，心里也觉得难受，甚者会诱发脑血栓和心脏病。那么，高血压病患者如何才能安然度过夏季呢?应注意以下几点：

1.要经常补充水分

临床观察发现，盛夏时节，高血压患者发生心肌梗死、脑血管栓塞的比例明显高于其他季节。

由于夏天出汗多，血液易浓缩，在人们睡眠或安静等血流缓慢的条件下，容易发生脑血栓。所以高血压患者在夏季首先要重视补充足够的水分，即使感觉不太热时也要时时补水，特别是出汗多的情况下更应及时补充饮料，无糖尿病的患者可加大新鲜水果的摄入量，有糖尿病的人，应以清茶或凉开水为主。高血压患者容易在清晨发生脑卒中和心脏病，有研究认为与夜间缺水有关，所以，半夜醒来时适量饮水，对降低血液黏稠度、预防血栓形成有益。

2.坚持饮食治疗

高血压患者进行饮食治疗，不但要有利于降低血压，同时还要预防或纠正其他的心脑血管病危险因素出现，比如高盐是使血压升高的肯定因素，也是妨碍药物降压的重要因素之一。因此，高血压患者每日盐摄入量应控制在5克以下，同时提高摄入含钾丰富的食

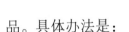

品。具体办法是：

　　将膳食中的盐包括所有食物中的钠折合成盐，减少到每天平均4～6克；多吃新鲜蔬菜水果，番茄（西红柿）、芹菜、包心菜、黑木耳等食物含有丰富的钾离子与柠檬酸，可以降脂降压；西瓜、山楂、猕猴桃等水果含有钾离子与维生素PP（烟酸），可以改善血管弹性；增加豆类制品对血压的降低有好处。多吃动物蛋白，动物蛋白也能够改善血管弹性，营养丰富而且利于吸收，例如鱼、虾等动物蛋白可以去脂，防止动脉硬化，还可以抗血栓。控制膳食中的脂肪及多吃谷类主食，膳食中应限制动物脂肪的摄入，烹调时多采用植物油；每天饮牛奶250毫升，吃鸡蛋每周不超过4个。高胆固醇饮食容易导致动脉粥样硬化，故摄入过多胆固醇对防治高血压病不利。

3.保证正常睡眠

　　研究证明，人们只有在睡眠中才会出现血压下降，应保持血压的昼夜规律。高血压患者夏天夜间睡眠质量下降时，会出现夜间血压升高而加重心脑血管的损害。因此，患者一定要做好防暑降温工作，保证正常睡眠；同时，夏天可选用长效而对正常血压影响不大的生理性降压药物，确保夜间血压正常，以保护心、脑、肾的健康。

4.远离空调

　　进入夏天，特别是在热浪袭人的日子里，不少高血压患者自觉症状加重。测量血压，发现收缩压增加了10～20毫米汞柱，舒张压也增加了5～10毫米汞柱。近年来有些患者家里装上了空调，单位里办公室也有空调，这些患者差不多整天在室温20多度的环境里生活、工作，相当于置身在春、秋季节；如果再减少药物的剂量，或服用降压效果偏轻的中药，血压怎么能不高？所以，希望高血压患者远离空调，或者将室内温度控制在27～28℃，同时调整好药物的剂量和品种，以保平安。

5.要调整降压药物

研究证明：人的血压是波动变化的，这种变化时刻都在发生着，如一天血压波动变化规律是早上6点与下午6点两个高峰，中午稍低，半夜2点最低，一年中血压变化是夏天偏低。因此，高血压病患者在夏天应调整降压药物剂量，避免因血压过低，诱发心脑血管病发作，特别要减少利尿剂及其含有利尿药成分的一些复合剂的应用。只有当患者血压控制不满意时或已发生高血压心力衰竭的患者，才可适当间断应用利尿药。

高血压患者秋季保健方法

秋冬季是脑卒中的高发季节。脑卒中包括出血性卒中（脑出血）和缺血性卒中（脑梗死、脑血栓），其发病原因都与血压的骤然波动有关。因此，时值秋季，高血压患者应定期监测血压，规范服药，以防患于未然。

大量调查表明，气温下降时，人的血压往往会升高。究其原因，是因为：

第一，机体为了保持体温恒定，减少散热，毛细血管会收缩，这会使外周血管阻力增加。

第二，气温低，出汗少，使血容量增加。

第三，秋冷之后，食欲增强，人们往往进食过量糖类（碳水化合物）、脂肪，这些食物会同时增加水分的摄入及保留，致血容量增加。

第四，天气寒冷，散热快，为了保持体温，人体交感神经兴奋，使血压升高。如果再有紧张、焦虑、急躁等应激情绪的存在，就可能导致严重后果。因此，秋冬之季，有高血压病史者保持血压平稳、防止血压波动至关重要。

有关专家指出，保持血压平稳的关键是规范服药，避免情绪大起大落。有的患者根据一两次自测的血压结果，就自己随便调药，这是不妥当的。要知道，由于测血压时间与服药时间关系密切，一两次结果并不能真正反映血压状况。所以，高血压患者一定要在医生指导下进行降压药物的调整。

当天气逐渐变冷，建议有高血压的人一定要按时复诊。伴有糖尿病的人，应注意控制血糖，保持低糖、低钠饮食。注意防寒保暖，尽量避免紧张、焦虑、急躁等应激情绪，以防脑卒中的发生。

高血压患者冬季保健方法

高血压是中老年的多发病、常见病，尤其在冬季病情容易发展，这是因为：低温可使体表血管弹性降低，外周阻力增加，使血压升高，进而导致脑血管破裂出血；寒冷的刺激还可使交感神经兴奋，肾上腺皮质激素分泌增多，从而使小动脉痉挛收缩，增加外周阻力，使血压升高；寒冷还可使血液中的纤维蛋白原的含量增加，血液黏稠度增高，促使血液中栓子的形成。因此，高血压患者在冬季要注意做好自我保健，预防脑卒中（中风）发生。

那么，高血压患者冬季应注意些什么问题呢？

1.注意防寒保暖，避免严寒刺激

寒潮袭来、气温骤降时，要注意及时添加衣服。在饮食上应当多吃一些产热量高和营养丰富的食物，如瘦肉、鸡、鱼、乳类及豆制品，少吃油腻食物，戒烟少酒，并应保持大便通畅。

2.坚持体育锻炼，提高耐寒能力

可参加一些力所能及的文体活动，如户外散步、打太极拳、练气功等。

3.适当控制情绪，谨防过度疲劳

极度愤怒或紧张都可诱发脑卒中，因此，高血压病患者要保持乐观愉快的心情，切忌狂喜暴怒、抑郁、悲伤、恐惧和受惊。

4.坚持经常服药，保持血压稳定

高血压患者服降压药时不可随意停服，特别是服用可乐定（氯压定）、普萘洛尔（心得安）、甲基多巴等降压药时更应注意。据报道，如果突然停药，约有5％的患者可在40小时左右出现血压大幅度反跳。因此，高血压患者应在医生的指导下，坚持服用相当长时间的维持量，使血压保持在较理想的水平。

5.经常体格检查，预防和治疗并发症

在冬季易患流感、鼻炎、咽喉炎、扁桃体炎、气管炎等，应注意预防和积极治疗，并应经常测量血压，有条件者，还应定期进行血脂、血糖、心电图、脑血流图等检查，如发现异常应及时处理。

在日常生活中还要注意以下几点：醒来时不要立刻离开被褥，应在被褥中活动身体，并请家人将室内变暖和。洗脸、刷牙要用温水。洗衣、做饭时，不要猛地把手伸入冷水中。外出时要穿大衣及戴手套、帽子、围巾等，注意保暖。沐浴前先让浴室充满热气，等浴室温度上升后再入浴，夜里最好事先在室内准备排尿器。

第七章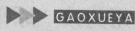

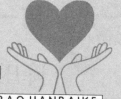

科学用药，中西合璧疗效好

"是药三分毒"，但许多病不吃药还真不行，如果听之任之的话，很有可能会酿成严重后果，比如高血压。药，有中药和西药之分。人们经常把药物比做与疾病斗争的"武器"，它们有的可以杀死病菌以及病毒或寄生虫；有的可以增强人体的抗病能力；还有的可以改善人体生理功能，从而促使病情好转，恢复健康。但吃药一定要对症下药，高血压患者也不例外。那么，高血压患者应如何正确用药呢？

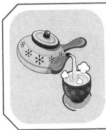

第一节 提前告知：

降压用药按"原则"办事

用药的目的在于防治疾病，然而现实却是很多高血压患者用药不对症、剂量不合适、服用不及时、在药物治疗上存在盲目性等不科学现象。这些都可能造成用药安全问题。为了给高血压患者提供具体和直观的帮助，实际指导个人的用药，将高血压用药常识有效运用到生活当中，解决实际问题，使更多的高血压患者能够真正成为自己的医师，特设本节为您提供帮助。

 ## 用药须有专科医生的指导

高血压是一种难缠的慢性病，需要长期的药物治疗。而降压药物种类繁多，各有特点和不同的不良反应，高血压患者也存在着明显的个体差异。为了确保用药安全、有效、合理，高血压患者须在专科医生指导下用药。

高血压患者需根据血压水平、年龄、有无并发症等进行综合考虑，选择不同类型的降压药物进行个体化治疗。对于是否需要开始服药、服什么药、怎样服药等都必须谨遵医嘱。在用药过程中，患者及家属还要主动与主治医师进行沟通，对一些常用降压药的作用、不良反应应有所了解，用药过程中有什么不适或好转等情况，

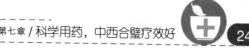

也应及时与医生沟通，并定期到医院复查检验，这有助于医师根据患者病情的变化调整用药或治疗方案，从而达到更好的治疗效果。

目前高血压的治疗主要从两个方面入手：一是针对高血压病的诱因，如高盐饮食、精神紧张、嗜酒、吸烟、肥胖等采取非药物疗法；二是针对高血压病的病理生理变化采用药物疗法。非药物疗法对各型高血压都有益处，但仅能使部分轻型高血压降至正常，大多数患者仍需采取包括使用药物在内的持之以恒的长期治疗，治疗的目的是将血压控制在正常水平，或者尽可能接近正常水平，以减少与高血压病相关的心、脑、肾和周围血管等靶器官损害。

降压用药的适应证

《中国高血压防治指南》强调，高血压患者是否需要降压治疗不能仅取决于血压水平，要根据患者总的心血管病危险评价。也就是说，除血压外，还要同时考虑患者是否伴有糖尿病、血脂异常、吸烟、肥胖等危险因素以及是否有心、脑、肾等靶器官的损害。具体可分为以下几种情况：

第一，在改变生活方式的同时，血压水平≥180/110毫米汞柱时可立即开始服用降压药治疗。

第二，血压水平≥140/90毫米汞柱时视危险分级而定，中危患者3～6个月内或低危患者6～12个月内血压未获控制，应实施降压药治疗。

第三，如果患者有糖尿病或心、脑、肾等靶器官损害，无论是什么水平的高血压病，甚至正常高限血压，均应及时服药治疗。如并发糖尿病或肾功能不全时，血压>130/85毫米汞柱就应该积极进行降压治疗。

第四，Ⅱ级和Ⅲ级（中度、重度）高血压，无论是否伴有靶器官损害或有无包括糖尿病在内的任何危险因素，均需服用降压药物。

第五，对于无靶器官损害，也无其他危险因素的Ⅰ级（轻度）高血压，可先试用非药物疗法，如限酒戒烟、低盐、减肥、精神放松、适度运动等，若效果不理想，则需及时采取药物疗法。

第六，对正常高限血压，原则上不予以降压药物治疗，但因其有潜在的危险性，故应改变生活方式并作为重点监控对象。

降压药的疗效不仅跟对症与否有关，还与药物本身的质量、服药与用药时间的选择，对药物不良反应的估量、预测等多种因素有关联，如何才能真正选择到适合自身降压需要的药物，就变得异常关键。

选用降压药物宜把握七大原则

高血压患者选用降压药应遵循以下几个原则：

1.降压疗效好，不良反应小

高血压患者选择药物尽量选择疗效好，作用持续时间长，服用方便（每日只服1次）的药物，如长效药。药物治疗能改善患者的生活质量，不良反应少且小，不影响血脂、血糖等代谢以及水、电解质平衡。不增加其他多种危险因素（如血脂异常、血糖升高等），能减少高血压带来的并发症，能够逆转心、脑、肾及动脉硬化等病变，能逆转左心室肥厚，增加冠状动脉血流，纠正心力衰竭和改善肾功能。

2.从小剂量开始

降压药一般从小剂量开始，逐渐增加剂量，达到降压目的后，可改用维持量以巩固疗效，尽可能用最小的维持量，以减少药物的不良反应。

3.不要经常更换降压药

不少高血压患者担心经常服用一种降压药物会导致机体产生耐药性，使降压效果下降。其实，这种担忧是多余的。因为降压药物与抗生素不同，久服一般不会产生耐药性。由于降压药物在人体血液中滞留的时间不很长，就会被代谢和排泄掉，这就需要不断地补充以维持一定的浓度，使血压维持正常水平。相反，如果经常更换降压药物，则会使药物的作用不易释放。人体对一种降压药物效果应该是有一个适应过程的，一旦起到降压效果，就说明该药物正适合调整某个引起血压升高的环节，如果此时更换了药物，血压就会出现波动。因此，当您服用的降压药物能有效地控制血压时，就应坚持服用下去，在血压控制后也不应轻易停服，而且使用中不宜频繁更换药物或改变服药剂量。

4.不同病期患者用药

缓进型第一期病人，由于症状不明显，一般治疗即能奏效，这种情况下可不必应用降压药物，必要时用少量作用温和的降压药，如利尿剂、萝芙木类或复方降压片即可。第二期病人多需采用两种或两种以上的降压药物治疗，如利血平和利尿药合用或再选加酶抑制剂、节后交感神经抑制剂、神经节阻滞剂或肾上腺素受体阻滞剂等。第三期病人多需用降压作用强的药物如节后交感神经抑制剂、神经节阻滞剂，即盐酸可乐定、长压定等治疗。

5.急进型高血压病用药

急进型高血压患者用药与缓进型第三期相仿。如血压持续不降可考虑用冬眠疗法；如出现肾功能衰竭，则降压药物以选用甲基多巴、肼屈嗪、米诺地尔、可乐定为妥，血压下降不宜太显著，以免肾血流量减少加重肾功能衰竭。

6.宜联合用药

临床上常联合应用几种降压药物治疗，这样做有很多优点，如：几种药物共同发挥作用，可减少各药的单剂量；药物的协同作用可提高疗效；使高血压患者的血压下降较为平稳；减少每种药物的不良反应，或使一些不良反应互相抵消。最为常用的联合是利尿剂和其他降压药合用，利尿剂既可增强多种降压药疗效，又可减轻引起水肿的不良反应；利血平和肼屈嗪、β-受体阻滞剂和米诺地尔合用时，各自减慢和增快心率的不良反应能互相抵消。

7.不宜使血压下降过快、过多

对于血压显著增高已多年的高血压患者来说，不宜使血压下降过快、过多，高血压患者往往因不能适应较低或正常水平的血压而感不适，且有导致心、脑、肾血液供应不足而引起冠状动脉血栓形成、脑血管意外、肾功能不全等可能。

治疗原发性高血压需要持续服药

我们通常所说的高血压是指原发性高血压，占高血压患者的90%以上。目前，原发性高血压的发病原因尚未完全明确，高血压的治疗基本上是对症下药。的确，使用降压药后血压下降，能够恢复正常的状态。但是，这是由于药力在控制血压，并不是说血压已经治愈。也就是说，高血压与受伤以及摘除病灶就可痊愈的疾病不同，如果中断用药，血压会再次上升，甚至恢复到用药前的水平。因此，开始药物治疗后，基本上需要长期，甚至一生服药。因此，宜选用降压作用温和、缓慢、持久、不良反应少、患者易于掌握和使用方便的口服药压药（如氢氯噻嗪、利血平、复方降压片等）作为基础降压药，再按不同病期选用其他降压药物。

当然在用药的同时并采取积极的非药物疗法后，如果血压下降并保持稳定状态，是可以减少用药量直至放弃药物疗法的。但是，在很多情况下，是很难仅仅靠非药物疗法就将高血压稳定地控制在正常状态的。事实上，诸多数据表明，依靠本人的努力能够降低血压的患者仅占整体的20%，80%以上的患者都要靠用药来降低血压。

正确把握降压药的服用时间

长期以来，许多高血压患者均习惯于每日3次等量服用降压药。另外还有不少轻度血压升高患者，为维持血压稳定，常在晚上服1片降压药，其实这种服用方法是极不符合正常血压昼夜变化规律的。

研究发现，轻、中度原发性高血压患者每日凌晨1～2时的血压为全天最低点，然后血压逐渐上升，早晨6～8时进入第一个血压高峰，8时开始下降，直到下午13时以后又开始上升；18～20时为第二个血压高峰，也是全天最高之时，然后血压又逐渐下降。晨起活动后血压迅速上升，心率加快，可使心肌耗氧量增加，心肌缺血。为了减少心脑血管发生意外，要根据血压昼夜节律合理使用降压药。既要避免夜间血压降得过低，影响心脑正常血液供应，又要防止晨起后血压迅速升高。据临床医学研究表明，在血压高峰出现前半小时至1小时服药效果最好，若按一般的早、中、晚每日3次服药，或临睡前服用，显然与血压的这种自然变化不相适应。应该说，这种服法是欠合理的，不仅不能理想地控制血压，甚至还会增加诱发心脑血管事件的危险性。如果将患者的服药时间改为血压自然波动的两个高峰前半小时，这样就会使药物显效时间与血压高峰相遇，从而更充分发挥药效以使血压平稳而达到控制血压增高的效果。那么，高血压患者应如何正确把握用药时间呢？

1.清晨服用降压药

为了有效控制清晨高血压，避免心脑血管意外的发生，专家通常主张晨起即服长效作用药物。至于降压药物是饭前服好还是饭后服好，则要看摄取的食物是否影响药物的吸收程度和速度，或药物是否有明显的胃肠道反应。如果对胃有刺激作用，则需餐后服用，以减少空腹服用时胃部不适的症状，如吲达帕胺一般应在早餐后服用。

2.一天24小时平稳降压

高血压患者一定要按照血压波动规律及降压药物在体内作用时间合理用药，即：第一次用药时间应在早晨6点起床时。如果是短效降压药，对于仅在白天血压升高者应在中午12时，下午17～18时各加服1次。如果是中效药物，下午17～18时需要加服第二次。

3.短效药物一天服用3次

短效降压药一般维持的时间在5～8小时，所以，一天必须服用3次，否则就不能保证有效的降压效果，缺失保护的时段将使人体处于危险状态。通常这类药的维持作用时间不长，但起效作用时间却很快，如硝苯地平仅需3～15分钟，卡托普利需15～30分钟。因此，在遇到血压突然升高时，常用这些药物作为急救药。

专家提醒

卡托普利（开搏通）口服吸收受食物影响，如空腹可吸收60%～75%，餐后服用吸收差，故在餐前1小时服用为好。拉贝洛尔（柳胺苄心定）由于同时阻断α-受体和β-受体，可引起体位性低血压、胃部不适等不良反应，老年人及糖尿病患者应在餐后服用。硝苯地平、可乐定口服吸收良好，一般不受食物影响，空腹或舌下含服起效更快，一般应在血压明显升高时临时服用。

4.中效降压药一天服用2次

中效降压药非洛地平（波依定）、依那普利、尼群地平、美托洛尔（倍他乐克）等在血液中维持的时间在10～12小时左右。如硝苯地平控释片，服用后能维持最低的有效血液中药物浓度在12小时以上，依那普利则可达11小时左右，尼群地平也可能维持6～15小时。这类药物，一般应选择早晨及午后2小时服用，1天可服用2次，大多数空腹服用较饭后服用起效快。

专 家 提 醒

老年人、糖尿病患者或自主神经调节功能欠佳者为避免体位性低血压等不良反应，一般应在饭后或两餐之间服用。对于夜间血压明显低于日间血压者，应酌情在医生指导下，根据动态血压的结果选择最佳的服药时间，以免夜间血压过低。

5.长效降压药一天服用1次

长效降压药一天服用1次为好，宜选择在早晨6点起床时服用为宜。在长效作用药物中，血管紧张素转换酶抑制剂中，喹那普利、培哚普利（雅施达）、西拉普利、贝那普利与食物同服时，会减少或减慢吸收，空腹服用疗效好；福辛普利（蒙诺）、苯那普利（涪汀新）、依那普利、赖诺普利空腹或餐后服用，降压效果不受影响；钙拮抗药，如络活喜，空腹或餐后服用疗效一样好。

降压药物联合治疗的主要方式

降压药物可以采用临时处方联合或固定剂量联合（即复方制剂）两种方式。

1.临时处方联合

临时处方联合是由医生根据病情调整药物组合和剂量，比较灵活，可以避免不必要的给药。但服用小剂量药量往往需要掰开药片，长期服用显得比较麻烦。

2.固定处方联合

固定处方联合采用复方制剂的形式，两种或两种以上降压药物融合于一片剂中，相当于单药治疗，因此兼有联合治疗和单药治疗的优点。由于固定剂量联合往往采用较合理和较佳的药物组合与剂量，适合大多数Ⅰ、Ⅱ级（轻、中度）高血压病患者。复方制剂的成本与售价比各种单药的总价要低20％以上，故复方制剂普遍受到广大基层医生和患者的欢迎。固定处方联合用药的优点是方便、患者的顺从性好。自1959年以来，我国自行研制生产了多种复方制剂，如复方降压片、降压静、北京降压0号等等，多采纳20世纪60～70年代阶梯治疗药物，以利血平、双肼屈嗪（血压达静）、氢氯噻嗪（双氢克尿塞）为核心。因其降压有一定效果，服用方便，价格低廉，在各医疗单位，尤其是人群防治中已广泛应用多年。

降压药物联合治疗的合理配伍

联合用药可以用两种或多种降压药，每种药物的剂量不大，药物的治疗作用应有协同或至少相加的作用，其不良作用可以相互抵消或至少不重叠或相加。联合用药时所用的药物种数不宜过多，过多则可能有复杂的药物相互作用。因此，药物的配伍应有其药理学基础。

现今认为比较合理的配伍方式有如下几种：

1.血管紧张素转换酶抑制剂与利尿剂

利尿剂可以激活肾素—血管紧张素系统，从而使血管紧张素转换酶抑制剂的作用更加明显。血管紧张素转换酶抑制剂有轻度的升

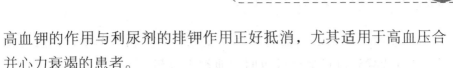

高血钾的作用与利尿剂的排钾作用正好抵消，尤其适用于高血压合并心力衰竭的患者。

2.钙离子拮抗剂与β-受体阻滞剂

钙离子拮抗剂与β-受体阻滞剂联用时降压作用相加，但钙离子拮抗剂所致的心跳加快，则正好与β-受体阻滞剂减慢心率的作用相互抵消。

3.血管紧张素转换酶抑制剂与钙离子拮抗剂

在扩张血管方面，钙离子拮抗剂直接扩张小动脉，而血管紧张素转换酶抑制剂则可同时扩张动脉和静脉，因此两药有协同降压作用。

4.利尿剂与β-受体阻滞剂

两药同是基础降压药物，当利尿剂与β-受体阻滞剂合用时，可使两药的用药剂量均减少，然而降压作用却加强，不良反应明显减少。

 ## 长期服用利尿剂宜检查血钾和尿酸

利尿剂是降压药中的基础用药，对老年人及对盐敏感的高血压患者更为重要。研究发现，此类药大剂量使用也可引起糖脂代谢紊乱。从20世纪80年代以来，常用的氢氯噻嗪的剂量已从50～100毫克/天减到12.5～25毫克/天。但将它与其他降压药合用作为基础用药是可取的。如海方氯沙坦，每片含氢氯噻嗪12.5毫克，它明显加强了氯沙坦50毫克的疗效。

由于每位高血压患者肾脏对盐的排泄及尿酸的重吸收功能不同，对利尿剂的敏感性程度也不同。有些人非常敏感，长期服用珍菊降压片或复方卡托普利等复方制剂或寿比山每日1片（2.5毫克），也会出现血钾低或血尿酸上升。因此，建议长期服利尿剂的高血压患者关注自己的血钾及尿酸变化，及时调整剂量，如将寿比山每日1片减到每日半片或改服其他类降压药。

关注常用降压药物的不良反应

大多数高血压病患者需要终身服用降压药，因而降压药物的不良反应也备受患者重视。无论是哪一类降压药物，都会产生不同程度的毒副作用，不良反应更是在所难免，如果服用的剂量或方法不当，其反应则会更剧烈。每个人的体质不同，对药物的适应性也有差别，所以在服用降压药物前了解一些药物不良反应方面的知识是很有必要的。

1.利尿剂

利尿剂主要的不良反应是可以出现低血钾，还可以提高血中胆固醇、三酰甘油和尿酸的水平，降低糖耐量而诱发糖尿病。为了减轻上述不良反应，应尽可能减少用药剂量，如氢氯噻嗪（双氢克尿塞）每日用量为25～50毫克，并监测其代谢变化和注意补钾。长期应用可出现疲乏、食欲下降、恶心、呕吐、腹泻等反应。

2.β-受体阻滞剂

β-受体阻滞剂主要不良反应有：心动过缓和心肌的收缩力降低，故心功能不全者慎用；阻断支气管β$_2$受体可引起支气管痉挛，故慢性支气管炎和哮喘患者禁用；可致高三酰甘油血症和降低高密度脂蛋白—胆固醇，故血脂异常和血糖代谢紊乱的患者应慎用。

由于适应证范围的限制，β-受体阻滞剂并不普遍适用于各种类型的高血压。因能减慢心率、减慢传导、抑制心肌收缩力，故对心动过缓、心脏传导阻滞、周围血管病、哮喘、慢性阻塞性肺疾病者均禁用或慎用。

3.钙离子拮抗剂

钙离子拮抗剂是当今比较普遍的降压药，尤其适合于中度以上的高血压患者。其不良反应发生率较多，常见的症状是服药后出现颜面潮红、黏膜充血、头晕、头痛、恶心、腹痛、消化不良、心悸、失眠、气短乏力，以及由于毛细血管前端扩张造成的踝部水肿。有的人用药一段时间后，发生药物性皮炎或皮疹、皮肤瘙痒，甚至出现肌肉痉挛。因此高血压患者在首次应用钙离子拮抗剂时，要注意自己是否发生上述症状，如症状轻微，短期内会逐渐消退，否则考虑减量用药，减量后仍无好转则应停药，改用其他类降压药物。

4.血管紧张素转换酶抑制剂

在临床使用过程中，也可出现一些不良反应，首先最主要的是可引起咳嗽；其次能引起人体多种组织器官与部位发生血管神经性水肿，使胃肠道产生刺激症状，如恶心、呕吐、腹痛、腹泻、口腔干燥或溃疡、味觉减退、便秘、感觉异常、皮肤病变出现斑丘疹及瘙痒（少见）。极少数患者可出现白细胞减少，并发全身感染。出现尿蛋白在肾脏病患者中常见。伴有心力衰竭的高血压患者，用药后发生心动过速、胸痛、心悸等症状。对于体质过敏的患者，可能会发生颜面或舌部肿胀、声音嘶哑、吞咽及呼吸困难，严重者则会堵塞气管危及生命。对于患肾功能减退及自身免疫缺陷的患者，应减量用药，或减少用药次数，达到最低有效量即可。

5.α-受体阻滞剂

α-受体阻滞剂的主要不良反应是可引起体位性低血压，其次还可能出现头痛、头晕、乏力、心悸、恶心等。

6.血管紧张素Ⅱ受体拮抗剂

血管紧张素Ⅱ受体拮抗剂主要不良反应是服用较大剂量时，头晕、头痛的发生率略高。极少数患者应用缬沙坦（代文）时可导致血管神经性水肿。

 ## 有些降压药会引起阳痿

临床实践和实验观察发现，高血压病患者服用某些降压药物后，有引起性欲降低和阳痿的现象。尤其是在主张长期甚至终身服药降压的前提下，高血压患者的阳痿发生率更是有了明显的增加。有关资料显示，能引起阳痿的常用降压药物主要有以下五类：

第一，可乐定类及其复方制剂如可乐定、胍那新、珍菊降压片等。

第二，利舍平类及其复方制剂如利舍平、安达血平、二氮嗪（降压嗪）、复降片、萝芙木（降压灵）等。

第三，交感递质耗竭剂如胍乙啶、潘托胺、美卡拉明（美加明）、樟磺咪芬（阿方那特）、甲基多巴等。

第四，β-受体阻滞剂如普萘洛尔（心得安）、美托洛尔（倍他乐克）、拉贝洛尔（柳胺苄心定）等。此类药物长期服用后可降低交感神经的活性，从而引起心率缓慢，使人疲软而影响性欲。

第五，利尿剂如呋塞米（速尿）、噻嗪类利尿剂、保钾类利尿剂等。

降压药为什么会引起阳痿呢？这里先要介绍一下性兴奋时阴茎勃起的形成机制和药物作用的原理。阴茎上分布着大量的血管和神经，当机体接受外来刺激后产生欲念，经过一系列的神经反射过程，先引起副交感神经兴奋，由副交感神经支配的阴茎内动脉扩张，大量血液快速进入海绵体血管窦，引起海绵体扩张膨胀，从而出现阴茎勃起。这时血管窦充血的时间越长，阴茎勃起也就越坚韧。接着在由大脑皮质参与下的交感神经兴奋性增强，通过支配精囊、前列腺平滑肌、膀胱括约肌收缩，引起初步射精；再由副交感神经支配的坐骨海绵体肌、球状海绵体肌强烈而有节律的收缩，完成射精动作。而降压药（交感神经阻断剂或影响交感神经兴奋的药物）主要是抑制交感神经的兴奋，就其形成阳痿的可能性而言，即作用于勃起前的调节阶段和后来的初步射精阶段，其作用机制可能与降低生殖敏感区域对机械性刺激的敏感性、减低性兴奋的程度、抑制射精前的各部肌肉的收缩力、使其减弱或不能完成初步的射精动作有关。当然，除了降压药物外，凡是能影响副交感神经兴奋的药物，均能引起阴茎勃起障碍，如镇静剂、抗抑郁药等。

如何正确对待降压药引起的阳痿

服用降压药后，一旦发生了阳痿该怎么办呢？正确的做法应该是正视现实，采取以下措施进行积极处理。

第一，在医生的帮助下，寻找引起阳痿的确切原因。倘若确实与服用降压药物有关，可在医生的指导下停药或换用其他降压药（在不影响降压效果的前提下，也可减量服用降压药）。经过上述处理，阳痿现象一般都能得到改善或消失。

第二，在有些情况下，如长期服用可乐定类降压药的患者，则不宜骤然停药，因为这样做会引起血压急剧增高的停药综合征，非常容易发生严重后果。正确的方法是逐渐减量，缓慢停药。尤其是在可乐定与β-受体阻滞剂合用时更应注意，原则上这两种药物是不宜合用的。

第三，尽量减少或不采取可能引起阳痿或性功能障碍的不同种类药物的联合应用，如可乐定、利血平与β-受体阻滞剂、利尿剂（较大剂量）的联合应用，以及与其他药物的联合应用，如与镇静剂、抗抑郁剂、抗胆碱能制剂等。如果是由于将上述药物联合应用而导致阳痿时，可采用先减量或从外围停药的方式（停用非主要药物）来解决。对阳痿原因明确而又无停药危害者，则可断然停药。

第四，高血压患者要保持良好的勃起功能，应该克服一些不良习惯，如戒烟限酒，避免情绪波动，积极参加体育活动，减轻体重，限制食盐的摄入。

总之，一旦由于服用降压药物而引起阳痿后，最好的办法是找医生，因为医生会根据你的具体情况，做出正确的分析和判断，帮助你顺利渡过"危机"。倘若出现问题后私下停药或自作主张，则往往会引起更大的麻烦，甚至造成严重后果。

持续服降压药会引起低血压吗

如果口服降压药把血压降至正常水平了，继续服用降压药，会不会使血压降得更低而引起低血压呢？这是许多高血压患者口服降压药后常有的疑虑。

降压药是通过药物途径来干预人体内血压调节机制，达到控制血压的治疗目的的。正常情况下，人体有一套完整的血压调整机制，简单地讲，包括心脏（心脏搏出量、心肌收缩力、心脏功能状况等）、外周血管（血管的总外周阻力、弹性和反应性、对递质的敏感性等）、血液（血液黏滞度、循环血量等）。这三大因素时刻都在调整机体血压值，确保人体能够维持正常血压，保证人体正常血液供给和维持各种正常生理功能。由于人体中存在有十分精细而又微妙的血压调节机制，所以用口服降压药，将血压降至正常了，继续服药不会引起低血压。比如钙离子拮抗剂对血压越高者，降压效果越明显。在常规剂量条件下，不会将降为正常的血压再往下降。临床经验表明，当血压降至正常后，应该将降压药减量，观测血压变化，以达到用药剂量最小，又能维持正常血压的目的。

专家认为：切不可随意停药，因为血压是在用药的情况下降为正常的，也就是药物控制住了高血压，不是高血压病得到了治疗，如果随意停药，就会引起高血压"反跳"。其次，低血压的标准是血压≤90/60毫米汞柱。有些人血压偏低100～91/70～61毫米汞柱，但无任何症状，这就不能诊断为低血压。

降压药疗效不佳原因多

有不少高血压病患者，在服用降压药物后血压下降不够满意，常抱怨降压药物的疗效不好。其实不然，因为没有达到预期效果也可能与降压药选择不当、用药方法不当、患者精神心理因素、不注意生活调理等因素有关。

1.降压药选择不当

应用降压药物的原则是根据病情的轻重、个体差异、有无并发其他疾病以及患者的耐受性等来选择种类和制剂，是单药治疗，还是联合用药治疗。一些患者需要两种甚至两种以上不同降压药物联合使用。患者应在医生的指导下摸索适合自己的药物，在充分降低血压的前提下，尽可能使用小剂量和少种类的降压药。

2.降压药用法不当

不少高血压病患者习惯根据自我感觉调整药物剂量，或决定是否用药。觉得头痛、头晕时就加服1片，感觉良好时就少服1片，甚至不服了，这是错误的。要取得良好的降压效果，必须选择药物得当，剂量适当，服用时间合理。因为血压的高低与自觉症状并不一致，头痛、头晕也不一定是血压增高所引起的。

3.精神高度紧张

血压升高与精神状态不佳也有密切关系。精神过度紧张、情绪剧烈波动、起伏不定会使人体交感神经处于紧张状态，此时体内具有使血管收缩的激素等物质，如儿茶酚胺类增加，使血管收缩，引起血压持续在较高的水平，导致降压药物的效果大打折扣。因此，高血压病患者切忌情绪剧烈波动，如暴怒、极度兴奋、大悲、惊恐等均会导致血压骤升，不仅影响降压效果，还易导致脑卒中或引起严重的并发症。同时，还要注意生活节奏，尽可能减轻精神上的负担，合理安排工作、学习、娱乐、休息，避免不良精神刺激，保持生活环境的安定。

4.生活不规律、劳累和睡眠不佳

过强、过重的体力劳动，或过长时间的持续用脑，或休息不好，睡眠不足，也往往是降压药物不降压的原因。因此，既要坚持服药，更要注意劳逸结合，同时在晚饭后不喝浓茶（或咖啡），不看刺激性过强的影视节目，保持夜间有充足的睡眠。

5.饮食不当，嗜烟酗酒

高盐饮食可引起体内水钠潴留，对降压不利，故应养成低盐饮食的习惯。吸烟、嗜酒均会干扰机体正常生理功能，如影响心血管的舒缩和内分泌的调节，影响药物的正常代谢等。大量吸烟可引起血压进一步增高；嗜酒会使血压骤然增高，也是诱发脑卒中的因素。因此高血压病患者应戒除烟酒。

认识中医降压的独特治疗优势

中药与西药在降压方面相比各有所长。西药的优势在于降压作用较强，特别是近年来研制出来的许多较强降压药物，作用迅速，尤其是在处理高血压急症方面，应用降压药注射剂作用迅速。但是西药也有不良反应大、降压不平稳、症状改善不明显等。化学制剂由于个体差异可能存在不同的反应，以致影响降压疗效。而中药治疗高血压病安全、不良反应小，配合西医有稳定持续降压的优势。由于老年高血压患者往往同时并发一种或多种疾病，而中药在治疗高血压并发症方面更突显出无可代替的疗效。

中医学以其独特的方法，在高血压治疗上起着积极的作用。

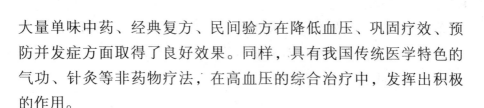

大量单味中药、经典复方、民间验方在降低血压、巩固疗效、预防并发症方面取得了良好效果。同样，具有我国传统医学特色的气功、针灸等非药物疗法，在高血压的综合治疗中，发挥出积极的作用。

一般来说，中医在治疗高血压方面有以下几方面的优势：

1.辨证施治

中医着眼于患者的整体调整，使患者症状明显改善，减少病痛，生活质量明显提高。根据个体差异，临床所表现的"证"，辨病与辨证相结合，首先应改善症状，调节机体的阴阳平衡，同时根据病程长短、心肾功能、血脂代谢情况加入活血化淤、补肾通络、降脂化痰利尿的药味以利于清除血管内粥样斑块，防止老年患者血压降低过快、血压不稳定的不良反应，达到持久有效、稳定的降压效果。

2.作用缓和，标本兼治

高血压病机是机体阴阳失衡—脏腑功能失调—气血逆乱—痰湿中阻—淤血阻络，久病入络，造成对脏腑器官靶细胞的损害，最常见对心、脑、肾动脉血管的影响，左心室重构、颈动脉粥样硬化是常见的损伤，也是形成缺血性脑卒中（中风）危险的重要因素。在辨证基础上，治标降压，治本补肾，扩张血管，降低血黏度，增加冠状动脉血流量，改善心肌缺血作用。如果与西药同时搭配使用，更能防止和缓和血压波动，达到逐步巩固疗效的目的。

3.与西药协同互补，减少毒副作用

很多老年高血压患者常伴有冠心病、糖尿病、支气管炎等慢性疾病，在服用西药降压时易出现不适及药物不良反应，而影响降压效果；用中药辅助降压可达到减少不良反应、稳定降压的效果。比如，并发冠心病者常用葛根、川芎等；并发糖尿病者多用活血滋阴

改善微循环的中药如红花、葛根等；并发肾功能不全者用平肝补肾六味地黄丸等，这些治疗对高血压的靶器官损害进行了长期干预，从根本上降低了心脑血管事件的发生。

4.强调根治，重视康复保健

中医治疗高血压并不以降压作为唯一疗效，而是通过综合性治疗整体调理降压，其中包括心理健康疏导治疗；不良习惯的干预；合理健康饮食；对于轻中度高血压患者及不需长服降压药的建议选择针灸、按摩、足疗和药枕等一系列保健方法，可取得很好的疗效。

了解中医治疗高血压的基本原则

标本兼治是中医治疗高血压病的基本原则，具体治疗方法可分为治标、治本两大类。

1.治标法则

治标法则针对高血压病的表象，缓解高血压病的症状，一般用于高血压病早期的治疗，也可贯通于该病的各个阶段。可以单独应用，但常与治本法则联用。治标法则主要包括如下几种：

（1）平肝潜阳法：平息肝阳，缓解高血压病交感神经亢奋的症群，用于肝阳上亢型。常用的方剂有天麻钩藤饮、龙胆泻肝汤等。

（2）祛痰化湿法：平肝化痰，和胃化湿。适用于痰湿阻络型，尤其是偏肥胖者，常用方剂有半夏白术天麻汤。

（3）宁心安神法：此法以宁心安神为主，必要时可佐以重镇安神之品。适用于高血压病早期患者，在其他证型中出现心悸不宁等兴奋之症时亦可选用。常用方剂有天王补心丹、知柏地黄丸、朱砂安神丸等。

（4）活血化淤法：扩张血管，改善血液黏稠度，改善血小板功能，类同于高血压病应用钙通道阻滞剂等扩张血管药物的作用，适用于高血压病血淤症。常用方剂以血府逐淤汤为代表，可加用丹参、泽兰等活血化淤之品。

2.治本法则

主要是调治阴阳，使之平衡。

（1）滋补肝肾法：适用于肝肾阴亏而致肝阳上亢型，以阴虚为主的高血压病，多见于高血压病中晚期。常用方剂为六味地黄丸、一贯煎等。

（2）阴阳两补法：主治阴阳两虚，适用于长期高血压病者，多为高血压病晚期，常用方剂为大补元煎、济生肾气丸等。

（3）调摄冲任法：适用于围绝经期（更年期）妇女，常用方剂为二仙汤。

 ## 中医分型论治高血压病

阴阳脏腑气血失调为高血压病病变之"本"，风、火、痰、淤等病理因素为其病变之"标"，"本虚标实"即为其病理特点。根据这个高血压辨证的主线，就可以很容易地对高血压进行辨证诊治。中医按照高血压的临床常见情况，其大致分为：阴阳两虚、痰火内盛、阴虚阳亢、风阳上扰4个基本证型。这种病病机复杂，病情多变，因此，在一个证型中又可能出现许多变化，也可以把这些变化看成是多个"亚型"，或兼证、并发症等，临床用药也要做相应的调整。

1.风阳上扰型

【症状】头晕，头痛，目花，耳鸣，肌肉跳动，手抖，肢体麻木，舌尖红，苔薄，脉弦。

【治法】平肝息风。

【方药】天麻钩藤饮加减。天麻4.5克，钩藤（后下）、白蒺藜、臭梧桐各12克，菊花、豨莶草各9克，地龙4.5克，生牡蛎、珍珠母各30克。水煎服。

【加减】眩晕甚者，另服羚羊角粉0.3～0.6克。

2.痰火内盛型

【症状】目眩，头胀痛，面红，目赤，口干苦，咳痰黏稠，尿黄，体质多偏肥胖，舌苔黄腻，舌尖红，脉弦滑。

【治法】祛火化痰。

【方药】黄连温胆汤加减。黄连、陈胆星、茯苓各3克，黄芩、竹沥、半夏各9克，夏枯草、决明子各12克，陈皮4.5克，竹茹6克。水煎服。

【加减】肝火偏旺者，见头痛甚、烦躁易怒，酌加龙胆草3克，牡丹皮6克，山栀子9克，苦丁茶6克，生牡蛎30克。心火偏盛，见睡眠不宁，加莲子心3克。痰涎偏重，见头重、目眩、肢麻沉重、胸闷、恶心，苔白腻，去黄连、黄芩、决明子、竹沥、半夏，加白僵蚕6克，天麻4.5克，白术、法半夏、泽泻各9克。

3.阴虚阳亢型

【症状】头昏痛，眩晕，耳鸣，视物模糊，如活动或情绪波动则易面赤升火，口干，形瘦，腰腿酸软，遗精，舌质红，少苔，脉细弦数。

【治法】育阴潜阳。

【方药】复方首乌丸加减。制何首乌、生地黄、桑寄生各12克，枸杞子、桑葚子、女贞子、白芍药各9克，龟板15克，生牡蛎、石决明各18克。

【加减】兼心阴虚者，见心悸不安、失眠，去白芍药、桑寄生，酌加玉竹、酸枣仁、柏子仁各9克，水煎服。阴虚火旺，见头痛、面红、心烦、口干较甚、小便黄赤、舌质红，酌加夏枯草12

克，菊花、知母、黄柏各9克。围绝经期（更年期）妇女月经不调，去生地黄、龟板，加熟地黄、当归、怀牛膝各9克，芫蔚子12克（或益母草15克）。

4.阴阳两虚型

【症状】头昏且晕，面色白，畏寒，肢冷，下肢酸软，夜尿频数，阳痿，滑精或虚烦，口干，颧红，舌质光而淡红，脉沉细。

【治法】助阳益阴。

【方药】金匮肾气丸合二仙汤加减。制附子4.5克，肉桂2.5克，仙灵脾、仙茅、山萸肉、熟地黄各9克，龟板18克，杜仲12克，桑寄生15克。水煎服。

【加减】心悸、气短者，酌加紫石英15克，磁石24克，五味子、炙甘草各4.5克，党参9克。面足水肿，加黄芪、白术、防己各9克。兼阴虚火旺者，去制附子、肉桂，加知母、黄柏各9克，玄参12克。

 ## 高血压患者不可盲目购买降压中成药

中医学在长期的实践中总结得出，高血压患者大多有肝阳上亢、肝肾阴虚、肾精亏虚等症状，所以治疗多采取滋阴潜阳、平肝息风之法。许多高血压病患者或其亲属据此推断高血压需要进补，于是盲目购买补品服用。其实，高血压患者如需进补，重点应补阴，而一般补阳药如鹿茸、海狗，补气药如人参、黄芪属忌用范围。即使是有明显气虚症状的高血压病患者，在使用补气药时，也只能采用药性平和的缓补药物，而且要在补阴的基础上补气补阳，而不是单独使用补气壮阳药材或补品。这是因为补气药具有升散的性质（中药有升降浮沉、寒凉热温的区别），而补阳药不仅具有升阳的性质，还有温热的特性，高血压患者一旦服用这些具有升阳、温热特性的补气壮阳药后，不仅不能治病，反而会使血压升高，等于"火上浇油"。高血压病患者可以根据病情适当进补，但必须明白进补是针对虚证而言的，而且要辨明气血阴阳之虚的不同，如肝血不足、肾阴虚的高血压，表现为头昏眼花、眼涩晦明、心烦失眠、口苦咽干等症者，切忌盲目进补。有些高血压病患者晚期累及肾脏或是肾病引起继发性高血压，表现为肤色苍白、贫血、水肿、气促，虽有阳虚表现，但肾功能衰退，也不能补太多动物性蛋白。

对于兼备补气与养阴功能的西洋参，高血压病患者必须在血压平稳之后小量服用，以扩张血管，降低血压，切忌用量过大。

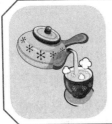

第二节 推荐西药：

新药、一线药和常用药

近年来，关于降血压药物的研究发展迅速，降压效果也不断提高。面对种类繁多的降压药物，高血压患者一定要做到心中有数，明明白白用药，以便使药物达到更理想的降压效果。治疗高血压的西药大致可分为新型降压药物、一线降压药物、利尿剂、β–受体阻滞剂、钙拮抗剂、血管紧张素转换酶抑制剂等，高血压患者宜根据自己的实际情况，在医生指导下合理用药。

 新型降压药物

随着科学技术的进步，降压新药不断出现。目前，抗高血压药物正朝着"三效"（即高效、速效、长效）和"三小"（毒性小、不良反应小、剂量小）方面发展。

近年来用于治疗高血压病的新药有以下几种：

1.群多普利

群多普利为非巯基的转换酶抑制剂，结构与依那普利相似。本品单次剂量2毫克即能获得血压下降效果。坚持每日用2～4毫克，抗高血压效果可持续维持12个月。

2.莫昔普利

莫昔普利是一种不含巯基的脂类化合物，可减少血浆醛固酮含量，减少血管收缩，起到整体降压作用。该药每日用1次即可，可作为单一治疗药，也可与利尿剂或钙拮抗剂合用。常见不良反应有干咳、头痛、眩晕、疲劳、潮红、红疹等。有血管水肿病史的患者及妊娠期、哺乳期的患者禁用。

3.螺普利

该药通过直接抑制转换酶活性而起作用，并能降低高血压和充血性心力衰竭患者的血管阻力，明显减少左心室后壁的厚度。口服螺普利平均生物利用率为50%。主要用于治疗中、重度原发性高血压病。不良反应为眩晕、头痛、疲乏。对严重肾功能衰竭的患者不主张用。

4.替利洛尔

替利洛尔具有持续性交感神经β-受体阻断作用和钾离子通道开放作用所致的末梢血管扩张作用和内源性交感神经刺激作用、膜稳定作用。健康人饭后单次口服10～20毫克，3～4小时后，血药浓度分别达18.5～47.5纳克/毫升，半衰期12～12.5小时。该药主要用于轻、中度高血压病和心绞痛患者。

禁用于支气管哮喘、糖尿病酮症酸中毒、代谢性酸中毒、心源性休克及高血压病所致的右心功能不全患者。

5.西尼地平

具有长时间扩张血管作用。能抑制钙离子释放而降低血管紧张，具有清除超氧化自由基和抗氧化作用及抗动脉粥样硬化特性，主要用于轻、中度原发性高血压病。

一线降压药物

目前公认的六类第一线降压药是利尿剂、β-受体阻滞剂、钙离子拮抗剂、血管紧张素转换酶抑制剂、α-受体阻滞剂、血管紧张素Ⅱ受体拮抗剂。

利尿剂的降压作用较弱，一般使收缩压及舒张压平均降低约10%，多数患者在用药后2～4周内见效，对严重高血压效果不佳，但与其他降压药合用有协同降压作用，且可减少后者用量和不良反应。近年来还发现利尿剂可降低老年高血压患者的脑卒中及心力衰竭的发生率和病死率。

β-受体阻滞剂的降压作用与利尿剂相似，同时减慢心率，长期应用β-受体阻滞剂者有撤药反跳现象，必须逐渐减量（减量过程10～14日）。

钙离子拮抗剂单独应用时的降压作用与β-受体阻滞剂、利尿剂相似，在降压的同时不降低重要器官如心、脑、肾的血流量，甚至还有改善作用。不引起水钠潴留，一般不影响脂类代谢，不改变糖耐受性。

血管紧张素转换酶抑制剂的代表药是卡托普利（开搏通），降压作用与体内钠盐平衡状态有关，降压作用较明显，降压强度与β-受体阻滞剂、利尿剂相似，在降低收缩压方面优于β-受体阻滞剂。

α-受体阻滞剂的代表药是哌唑嗪，降压的同时对肾小球滤过无影响，长期应用还能改善脂类代谢，对糖代谢无影响。哌唑嗪的另一特点是通过阻滞膀胱颈、前列腺包膜及腺体、尿道的α-受体，使前列腺增生患者的排尿困难症状减轻。对妊娠、肾功能不全、合并糖尿病或呼吸系统疾病的高血压患者均无不良反应。

血管紧张素Ⅱ受体拮抗剂与血管紧张素转换酶抑制剂有许多相同特点，但无咳嗽等不良反应，其代表药是缬沙坦，能平稳降压，有保护肾脏、预防脑卒中的作用，无心律改变等不良反应，对体重、电解质、血清肌酐清除率、尿量、尿钠无影响，可增加尿酸排泄，降低血清尿酸。

利尿剂

常用的利尿剂有双氢克尿噻、氯噻嗪、氯噻酮、速尿、利尿酸、氨苯蝶啶、安体舒通、阿米洛利等。利尿剂能减少血液循环的血容量，减少心脏的充盈压力，通过肾脏排钠排水，达到降压效果。一般有高血压和充血性心力衰竭时，表现为左心室充盈压力升高，此时使用利尿剂可以显著改善心脏工作状况。利尿剂还刺激交感神经系统，促进儿茶酚胺分泌，故虽降血压，但不能使左心室肥厚减退。应用利尿剂能使脑中风发病率明显减少，但冠心病的发病率并未下降。利尿剂主要用于Ⅰ、Ⅱ级（轻、中度）高血压病，痛风和血脂异常患者慎用。

氢氯噻嗪（双氢克尿噻）

【主治】适用于各种类型的高血压病，对轻度及中度高血压病，单用即有效。

【制剂】片剂，每片10毫克；25毫克；50毫克。

【用法】口服，从小剂量开始，每日50～75毫克，早晚分服。1星期后改为维持量，即每日25～50毫克。

【注意】肝肾功能减退、痛风、糖尿病患者慎用。服用本药后的不良反应可见疲倦、腿软、眩晕、食欲缺乏、恶心、呕吐、高尿酸血症、低血钾、低血镁、高血糖症、血小板减少、皮疹、瘙痒、白细胞减少等。

阿米洛利

【主治】适用于高血压病。

【制剂】片剂，阿米洛利每片5毫克；氨苯蝶啶每片50毫克。

【用法】口服，阿米洛利每次5毫克，每日2～3次；氨苯蝶啶每次50～100毫克，每日3次。

【注意】孕妇及育龄妇女慎用，严重肝肾功能不全者、高钾血症者忌用。服用本药后的不良反应可见恶心、呕吐、嗜睡、轻度腹泻、口干、皮疹等。

呋塞米（速尿）

【主治】适用于合并慢性肾脏病变的容量依赖型高血压病和重度高血压病。

【制剂】片剂，每片20毫克。

【用法】口服，每次20毫克，每日1～2次。

【注意】老年人慎用。用量过大或连续应用，可致脱水、低血压、电解质紊乱（低血钠、低血钾和低氯性碱中毒）；另有恶心、呕吐或腹泻。过度应用可致低血压。

其他利尿药

氯噻酮，50毫克，口服，每日1次。

螺内酯（安体舒通），50毫克，口服，每日2次。

阿米洛利氢氯噻嗪（蒙达清），20毫克，口服，每日1次。

吲达帕胺（寿比山），2.5毫克，口服，每日1～2次。

β-受体阻滞剂

常用的β-受体阻滞剂有阿替洛尔、美托洛尔、普萘洛尔（心得安）、噻吗洛尔（噻吗心安）等。β-受体阻滞剂通过对β-受体阻滞，使心率减慢，心脏排血量降低，并使血管平滑肌对血液内递质的敏感性提高，抑制肾上腺素分泌，达到降压效果。此类药物对各种程度的高血压病均有效，可与利尿剂合用。

阿替洛尔

【主治】适用于轻、中度高血压病，肾性高血压病以及高血压病心率过快者。

【制剂】片剂，每片25毫克。

【用法】口服，开始1～2片，每日3次，以后逐渐加量。

【注意】充血性心力衰竭、哮喘、糖尿病、慢性阻塞性肺部疾病、Ⅱ至Ⅲ度房室传导阻滞、外周动脉病变者禁用。可引起心动过缓、心力衰竭、支气管痉挛、恶心、腹泻、抽搐、头晕、乏力，可升高血清三酰甘油、胆固醇水平和降低高密度脂蛋白水平。冠心病突然停药可诱发心绞痛。

美托洛尔

【主治】适用于Ⅰ、Ⅱ期高血压病患者。

【制剂】片剂，每片25毫克。

【用法】口服，每次25～50毫克，每日1～2次。

【注意】并发支气管哮喘或心动过缓者禁用。服用本药的不良反应可见心率减慢、乏力、口干、胸闷等，多数能在治疗一段时间后减轻或消失。

钙拮抗剂

常用的钙拮抗剂药物有硝苯地平（硝苯吡啶，心痛定）、尼群地平、尼莫地平、维拉帕米（异搏定）、氨氯地平（络活喜）等。钙拮抗剂通过阻滞钙离子内流和细胞内钙离子移动，影响心肌和平滑肌收缩，使平滑肌松弛，外周血管扩张，从而起到降压及抗心绞痛的作用。用于轻、中度高血压病，尤其是老年人高血压或并发稳定性心绞痛。对重度高血压病要与利尿剂、血管紧张素转换酶抑制剂合用。

硝苯地平

【主治】适用于高血压病。

【制剂】片剂，每片5毫克。

【用法】口服，硝苯地平为短效制剂，每日3次，每次10毫克。高血压病采用硝苯地平缓释剂，每日1～2次，每次20毫克；或用硝苯地平的控释剂（商品名拜心痛），每日1次，每次30毫克，即能维持有效的降压作用在24小时以上。

【注意】低血压者慎用；禁止与β-受体阻滞剂合用，以防心力衰竭；孕妇忌用；防止发生心动过速及直立性低血压。服用本药后的不良反应可见面部潮红、眩晕、心悸或胃肠道不适等。

尼群地平

【主治】适用于原发性高血压病、继发性高血压病、低肾素性高血压病。

【用法】口服，每日30～40毫克，可1次或分2次服。

【注意】服用本药后的不良反应可见短暂性头痛、眩晕、面部潮红、心悸、多尿和皮疹等。

尼莫地平

【主治】适用于轻、中度高血压病、并发缺血性脑血管病和偏头痛的高血压病患者。

【制剂】片剂，每片20毫克。

【用法】口服，每次40毫克，每日3次，日最大剂量为240毫克。

【注意】服用本药后的不良反应偶见轻微的一过性消化道不适、头晕、嗜睡及皮肤瘙痒等。

尼卡地平

【主治】适用于高血压病合并脑血管病及冠心病。

【制剂】片剂，每片20毫克、40毫克。

【用法】口服，每次20毫克，每日3次。

【注意】禁用于急性脑出血发作期患者；严重肝、肾功能障碍和青光眼患者慎用；孕妇及哺乳期妇女忌用。服用本药后个别患者偶见短暂性恶心、头晕、面部发热及便秘等。

血管紧张素转换酶抑制剂

常用的血管紧张素转换酶抑制剂药物有卡托普利（开搏通、甲巯丙脯酸）、依那普利（苯丁酯脯酸）、培哚普利（雅施达）、贝那普利（洛汀新）等。这类药物通过抑制血管紧张素转换酶而使血管紧张素 II 生成减少，从而降低循环阻力，达到降压目的。此类药物的特点是能逆转心脏肥厚，可保持肝肾功能，对血糖、血脂、血尿酸等代谢无影响。从服药到起作用时间较长，一般在 2～4 星期内作用最强。这类药物可用于各种程度的高血压病，尤其适用于伴有心功能不全的患者，可与利尿剂、钙拮抗剂和 β-受体阻滞剂等合用。

卡托普利

【主治】适用于轻、中度高血压病和慢性心力衰竭。

【制剂】片剂，每片12.5毫克、25毫克。

【用法】口服，用于降压时，开始剂量为12.5～25毫克，每日3次，1星期后可增加至1次50毫克，每日3次。每日最大剂量为450毫克。加用利尿剂（如氢氯噻嗪）、β-受体阻滞剂（美托洛尔等），疗效更佳。

【注意】服用本药后不良反应可见干咳、皮疹、味觉异常、血管性水肿。首次服药剂量过大，可发生症状性低血压，严重而罕见的不良反应有肾功能减退和粒细胞减少。

依那普利

【主治】适用于高血压病和心力衰竭。

【制剂】片剂，每片5毫克。

【用法】口服，每次5～10毫克，每日服1～2次，可逐渐增加剂量至每日80毫克。

【注意】服用本药后的不良反应可见干咳，个别患者可出现蛋白尿、皮疹和粒细胞减少。

其他药物

培哚普利（雅施达），4～8毫克，每日1次，口服。治疗高血压病并发动脉粥样硬化者。

西拉普利（抑平舒），2.5毫克，每日1次，口服。治疗各种类型的高血压病。

赖诺普利（捷赐瑞），10毫克，每日1次，口服。治疗各种类型的高血压病。

利素雅，40毫克，每日1次，口服。治疗各种类型的高血压病。

福辛普利（蒙诺），10毫克，每日1次，口服。治疗各种类型的高血压病。

贝那普利（洛汀新），10毫克，每日1次，口服。治疗各种类型的高血压病。

依那普利（悦宁定），10毫克，每日1次，口服。治疗各种类型的高血压病。

 α-受体阻滞剂

α-受体阻滞剂以哌唑嗪为代表，其能选择性阻滞血管平滑肌上的α-受体，进而用于治疗高血压病，不良反应少，是一类疗效较好的降压药。α-受体阻滞剂的降压作用为中等偏强，适用于中、重度高血压病及并发肾功能障碍者，与利尿剂合用效果更好。这类药能同时改善血脂代谢，提高胰岛素敏感性，减轻左心室肥厚，因此也适用于高血压并发糖尿病、血脂异常患者。目前国内主要应用的α-受体阻滞剂有哌唑嗪、酚苄明（苯苄胺）、乌拉地尔（压宁定）缓释胶囊、特拉唑嗪（高特灵）。

哌唑嗪

【主治】适用于轻、中度高血压病及中、重度慢性充血性心力衰竭。

【制剂】片剂，每片1毫克、2毫克。

【用法】口服，开始每次0.5毫克，每日3次，2星期内可增至1次2毫克，每日3次，最大剂量为每日15～20毫克。对充血性心力衰竭，通常维持量为每日4～20毫克，分次服用。本品口服吸收良好，30分钟产生作用，1～2小时后血浓度达到高峰，可持续6～10小时。

【注意】心动过速患者慎用。服用本药后的不良反应可见恶心、头晕、头痛、嗜睡、乏力、心悸等。且常在应用首剂后出现。

其他药物

酚苄明（苯苄胺），10～30毫克，每日1～2次，口服。

乌拉地尔（压宁定）缓释胶囊，30毫克，每日1次，口服。

特拉唑嗪（高特灵），1～2毫克，每日1次，口服。

多沙唑嗪控释片，1～16毫克，每日1次，口服。治疗老年高血压，尤其适用于伴有糖尿病或痛风者。

血管紧张素Ⅱ受体拮抗剂

肾素—血管紧张素系统在血压调节过程中起着十分重要的作

用。目前通过抑制肾素—血管紧张素系统产生降压作用的药物主要是血管紧张素转换酶抑制剂，如卡托普利（开搏通）、依那普利等，这些药物对治疗各种类型高血压病和充血性心力衰竭具有十分重要的作用。由于此类药物常有干咳和血管神经性水肿等不良反应，而使部分患者被迫中断治疗。近来开始应用的一种新型的降压药物——血管紧张素Ⅱ受体拮抗剂，主要有缬沙坦（代文）、氯沙坦（洛沙坦、科素亚），此外还有肯地沙坦、艾地沙坦等。

氯沙坦

【主治】适用于高血压病。

【制剂】片剂，每片25毫克、50毫克。

【用法】每次50～100毫克，口服，每日1次。

【注意】易发生高血钾，偶发血管性水肿。

 其他常用降压药

利血平

【主治】适用于高血压病。

【制剂】片剂，每片0.1毫克、0.26毫克。注射剂，1毫升（1毫克）；1毫升（2.5毫克）。

【用法】口服，每日0.25～0.5毫克，1次顿服或3次分服。如长期应用可酌情减量。肌注、静注用于高血压急症，成人每日可肌内或静脉注射1～2.5毫克。

【注意】胃及十二指肠溃疡患者、妇女妊娠期、抑郁症患者慎用。服用本药后的不良反应可见嗜睡、鼻塞、腹泻，大剂量使用可引起震颤麻痹、抑郁症。

可乐定

【主治】适用于原发性高血压病。

【制剂】片剂，每片0.075毫克、0.15毫克。注射液，每支0.15毫克（1毫升）。

【用法】口服主要用于治疗一般高血压病，开始剂量为每次0.075毫克，每日3次，以后根据患者血压情况，逐渐增加剂量，维持量一般为每日0.2～0.8毫克。静脉注射主要用于治疗高血压急症，每次将0.15～0.3毫克加入50%葡萄糖液20～40毫升中缓慢静注。

【注意】服用本药后的不良反应可见口干、便秘、嗜睡、乏力、头晕、头痛、恶心、食欲缺乏、阳痿、心动过缓等。

肼屈嗪

【主治】适用于中、重度高血压病。

【制剂】片剂，每片10毫克、25毫克、50毫克；注射液，每支20毫克（1毫升）。

【用法】肼苯哒嗪与β-受体阻滞剂合用的剂量为12.5毫克，每日2次。

【注意】冠心病与新近发生的脑出血患者慎用。服用本药后的不良反应可见有面部潮红、头痛、头晕、恶心，可诱发心绞痛。

甲基多巴

【主治】适用于中、重度高血压病及高血压急症、肾性高血压病。

【制剂】片剂，每片250毫克；注射剂，每支250毫克。

【用法】口服，开始量每次250毫克，每日3次。静脉滴注，50%葡萄糖液100毫升加250毫克甲基多巴，在30分钟内滴完。不与利血平同用。

【注意】有肝病者不宜服用。服用本药的不良反应可见眩晕、嗜睡、阳痿、疲倦、呕吐、口干、便秘、腹痛、粒细胞减少症、血小板减少症、急性结肠炎、胰腺炎等。

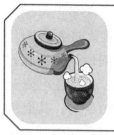

第三节 推荐中药：

验方、茶酒、成药由你挑

博大精深的中医药学，与西医相结合，对于治疗人类的疾病可谓是中西合璧。针对高血压，中医的治疗是以辨证论治、整体调整为主，同时采取因人而治的方法。在预防和治疗高血压方面，起到了很好的作用。下面推荐的中医验方、茶酒以及成药，对于治疗各种类型的高血压都具有参考价值。

 ## 中医验方，对症降压的"妙方"

1.滋阴潜阳汤

【原料】玄参12克，麦冬、牛膝、茯苓、钩藤、菊花各9克，蝉蜕6克，代赭石、龙骨、牡蛎各15克，炙远志6克。

【用法】每日1剂，水煎服。

【功效】滋水涵木，潜阳熄风。主治肾阴亏损、水不涵木、肝阳上扰型高血压。

【加减】肾阴亏甚者，可加熟地黄、女贞子、龟胶；血压持续不降者，可酌加桑寄生、夏枯草、杜仲。

【病例】伍某，女，74岁。患高血压病已5年之久，屡治乏效。头晕项痛、心悸、胸闷、四肢无力、大便干结、尿多色黄、舌有裂纹、苔薄白、脉象细弦，血压250/160毫米汞柱。证系肾阴亏损、水不涵木、肝阳上扰清空。治宜滋水涵木、潜阳熄风。按此方服药3剂，头晕已减，项痛止，而大便仍干，小便少，血压已降至230/110毫米汞柱。将上方又略作加减，病者再服10余剂，其血压已降至190/100毫米汞柱，感觉身体轻快有力。1个月后随访，血压仍然稳定，身体状况好。

2.五皮汤

【原料】桑白皮50克，大腹皮30克，赤茯苓皮15克，陈皮9克，生姜皮6克。

【用法】每日1剂，水煎服。

【功效】行气导滞，利水散浊。主治高血压危象。

【加减】如头痛剧烈，伴恶心、呕吐、失眠时，加天麻、钩藤；如精神错乱、躯体木僵、抽搐、视力模糊时，加天麻、白僵蚕；如胸闷痛时加瓜蒌皮、丹参。

【病例】用此方治疗50例高血压病患者，显效（症状消失，血压恢复到发病前水平）38例，有效6例，好转2例，无效4例，总有效率92%。

3.三黄汤

【原料】大黄2克，黄连1克，黄芩1克。

【用法】每日1剂，水煎3次，分服。

【功效】主治高血压病。症见血压上升、头昏眼花、烦躁不安、心悸易惊、便秘、脉数有力。

【病例】某女，59岁，患高血压病已多年，前日起出现眩晕，头微动即恶心、呕吐与头重，颜面发热、潮红、足冷，耳鸣，大便2～3日未行，予三黄泻心汤，服用2周诸症消失。

经典茶饮，不苦口的"降压药"

莲子心茶

◉ 原　料

莲子心（莲子中的胚芽）4～5克。

◉ 做　法

以开水冲泡代茶饮用。

> **功　效**
>
> 清心，涩精，止血，降血压。治高血压、头昏脑涨、心悸失眠等症。

◉ 病　例

常用此方代茶饮者40例，其中38例收到良好的治疗高血压效果，有效率为95％。

花生苗茶

◉ 成　分

花生全草（整棵干品）50～100克。

◉ 做　法

切成小段，泡洗干净，煎汤代茶饮，每日1剂。血压正常后，可改为不定期服用。

> **功　效**
>
> 清热益血。有降血压、降低胆固醇作用，对治疗高血压病有较理想的功效。

◉ 病　例

用此方治疗高血压病患者48例，其中显效38例，好转8例，无效2例，总有效率96％。

山楂白糖茶

◉ 原　料

白糖30克，鲜山楂10枚。

◉ 做　法

鲜山楂捣碎后，倒入适量水，加白糖炖煮至山楂烂。

> **功　效**
>
> 健胃消食，活血降压。适宜于高血压病患者。

山楂生地茶

◉ 原　料

山楂50克，鲜生地黄20克，白糖15克。

◉ 做　法

将山楂、生地黄水煎2次，取汁混匀，调入白糖，代茶饮用。每日1～2剂。

> **功　效**
>
> 养阴清热，凉血平肝。适宜于肝肾阴虚、肝阳上亢型高血压病患者。

菊槐茶

◉ 原　料

龙胆草10克，菊花、槐花、绿茶各6克。

◉ 做　法

将菊花、槐花、绿茶、龙胆草掺和均匀后放入砂壶，然后用开水冲沏，10分钟左右即可饮用。

> **功　效**
>
> 滋肝明目，养阴润燥。适宜于高血压病以及头痛目赤、耳鸣眩晕等症。

萝卜朴消饮

◉ 原　料

鲜萝卜2500克，净朴硝150克。

◉ 做　法

鲜萝卜500克切片。净朴硝加水2500毫升同煮，萝卜煮烂捞出，余汤再加入萝卜500克，煮烂捞出。如此连煮5次，得萝卜汁1000毫升。

> **功　效**
>
> 软坚通便，利于降压。适宜于高血压病患者。

葫芦蜜汁饮

◉ 原　料

新鲜葫芦、蜂蜜各适量。

◉ 做　法

葫芦绞汁，用蜂蜜调服。每日2次，每次50毫升。若煮水饮服则剂量加倍。

补肾利尿降压。适宜于高血压属肾精亏虚型、耳鸣、眩晕、健忘失眠、腰膝酸软、午后身热者。

杏仁茶

◉ 原　料

杏仁140克，柠檬汁20毫升，薄荷糖浆10毫升。

◉ 做　法

冲兑开水即可。

功　效

清热利咽，生津止渴。适宜于肝阳上亢型、肝火上炎型高血压病，症见头昏目赤患者。

二至蜂蜜饮

◉ 原　料

女贞子、旱莲草、蜂蜜各50克。

◉ 做　法

将女贞子、旱莲草洗净切碎，加水适量，用小火浓煎2次，每次

30分钟，合并2次滤汁，用文火浓缩至200毫升，加入蜂蜜调匀即成。

功　效

补益肝肾，滋阴降压。适宜于肝肾阴虚型高血压患者。

千秋茶

◉ 原　料

干卷柏叶500克。

◉ 做　法

每年春季采集绿质嫩的卷柏叶，去须根洗净，放入杯中，用沸水冲泡。

功　效

清热止咳，平肝降压。适宜于肝阳偏旺型高血压患者饮用，也可用于高血脂、冠心病、慢性肝病、急性咽喉炎患者。

杏仁无花果饮

◉ 原　料

杏仁10克，无花果5个。

◉ 做 法

无花果一切4块，与杏仁一起加水稍煮，沸后饮服，服完再以开水冲泡。

功 效

降压，抗癌，降糖。适宜于高血压、肿瘤、糖尿病患者饮用。

杞菊茶

◉ 原 料

枸杞子20克，菊花5克。

◉ 做 法

将枸杞子、菊花分别拣去杂质，同放入杯中，用沸水冲泡，加盖闷15分钟。

功 效

滋补肝肾，平肝明目。适宜于各型高血压，对阴虚阳亢型高血压尤为适宜。

胖大海桑叶饮

◉ 原 料

胖大海1个，冬桑叶10克。

◉ 做 法

冬桑叶切成丝状，加水煮开，加入胖大海，泡发后即可。

功 效

利咽止咳，去脂降压，降糖。适宜于慢性咽喉炎、慢性支气管炎、咳嗽咳痰、高血压、高脂血症、糖尿病等患者食用。

竹笋汁

◉ 原 料

鲜竹笋（量不限）。

◉ 做 法

鲜竹笋去壳洗净，清炖取汁。

功 效

祛痰化湿，平肝降压。适宜于痰湿壅盛型高血压患者食用。

柿叶蜜茶

◉ 原 料

干柿叶末10克（鲜品用20克），蜂蜜5克。

◉ 做　法

将干柿叶末放入杯中，用沸水冲泡，加盖闷10分钟。将柿叶茶倒入另一杯中，加蜂蜜少许，搅匀后即可饮服。

功　效

平肝凉血，清火降压。适宜于肝火上炎、肝阳上亢型高血压病患者。

胖大海绿茶饮

◉ 原　料

胖大海1个，绿茶10克。

◉ 做　法

开水冲泡，盖闷15分钟，胖大海泡发即可。

功　效

清热利咽，利尿，降压降脂。适宜于急慢性咽喉炎、高血压、高脂血症。

平肝清热茶

◉ 原　料

龙胆草、醋柴胡、川芎各1.8克，甘菊、细生地黄各3克。

◉ 做　法

将上药混匀，捣碎成粗末，水煎，代茶。

功　效

清热平肝，滋阴活血。适宜于早期高血压属肝阳上亢型患者饮用，也可用于急性眼结膜炎、慢性胃炎患者。

胖大海二豆饮

◉ 原　料

胖大海1个，绿豆、赤小豆各50克。

◉ 做　法

绿豆与赤小豆以水泡发后煮开花，趁热放入胖大海，稍加沸水，胖大海泡发即可。

功　效

清利咽喉，去火解暑。适宜于急慢性咽喉炎、高血压舌苔黄腻、肝火上炎、口干舌燥、夏季暑热、下肢皮炎等症患者饮用。

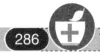
芹菜鲜汁茶

◉ 原　料

新鲜芹菜（包括根、茎、叶）500克。

◉ 做　法

将芹菜洗净、晾干，放入沸水中烫泡3分钟，捞出，切成细段，捣烂取汁。

> **功　效**
>
> 平肝降压。适宜于各型高血压，对伴有高脂血症、糖尿病者尤为适宜。

白茅根茶

◉ 原　料

干白茅根250克（或鲜者500克），白糖适量。

◉ 做　法

将白茅根剪去根须，洗净切碎，放入沙锅内，加水4碗及白糖适量，煎成2碗浓液。

> **功　效**
>
> 清热止渴，利水消肿，凉血止血，降低血压。适宜于高血压患者食用，也可用于急性肾炎水肿、乳糜尿、急性传染性肝炎者。

莲子核桃饮

◉ 原　料

莲子100克，核桃仁、山楂各50克，甜杏仁15克，冰糖10克。

◉ 做　法

核桃仁、甜杏仁用沸水浸泡，去皮。山楂切片。冰糖打成屑。莲子、核桃仁、山楂片、杏仁、冰糖屑一同入锅，加水适量，中火烧沸，用小火炖煮20分钟即成。

> **功　效**
>
> 益气养血，降压护心。适宜于高血压病等。

莲子心车前子饮

◉ 原　料

莲子心5克，车前子10克。

◉ 做　法

车前子炒研，二物开水冲泡。

> **功　效**
>
> 清心安神，利尿降压。适宜于高血压病患者饮用。

桑菊薄荷饮

◉ 原　料

桑叶10克，菊花5克，薄荷3克。

◉ 做　法

桑叶晒干揉碎，同菊花、薄荷叶一同放茶杯内，用沸水冲泡10分钟。或把桑叶、菊花及薄荷叶适量一同放入搪瓷杯内，加水适量，煮沸后即可饮用。

> **功　效**
>
> 清热解毒，消炎利咽，清肝明目。适宜于风热感冒、急性咽喉炎、高血压头痛眩晕、面红目赤、咽干舌燥、大便秘结等症患者饮用。

经典药酒，醇香可口的降压妙物

菊花枸杞酒

◉ 原　料

菊花、枸杞子各60克，黄酒、蜂蜜各适量。

◉ 做　法

将菊花、枸杞子加绍兴黄酒适量，浸泡2～3周，去渣取汁，调入适量蜂蜜即可。

> **功　效**
>
> 滋阴潜阳，平肝息风。适宜于阴虚阳亢型高血压病患者。

复方杜仲酒

◉ 原　料

生杜仲、桑寄生各100克，当归50克，通草5克，红花、黄芩、金银花各100克，米酒10升，白酒适量。

◎ 做 法

将上述药洗净捣碎，用白纱布袋盛之，置净器中，倒入米酒浸渍，密封，7~14日后开启，拣去药袋过滤，补加白酒至10升即得。

功 效

补肾益气，平肝降压。适宜于高血压病患者。

杜仲酒

◎ 原 料

白酒500毫升，杜仲10克。

◎ 做 法

把杜仲洗净，在白酒中浸泡1星期即可饮用。

功 效

滋补肝肾，降血压。适宜于肝肾阴虚型高血压病患者。

竹酒

◎ 原 料

嫩竹120克，白酒1000毫升。

◎ 做 法

将嫩竹切成片状或碎屑状，与白酒一起放入容器中，密封12日，其间搅拌两次。或锯取保留两个竹节的嫩竹，在一端竹节上开一个小孔，注入白酒，用塞子塞紧小孔，防止酒液外渗，在室温下静置15日即成。

功 效

清热利窍，降低血压。适宜于高血压病患者。

黄精首乌杞子酒

◎ 原 料

黄精50克，何首乌、枸杞子各30克，好米酒1000毫升。

◎ 做 法

将前3味洗净控干，浸泡于酒中，封盖。7日后即可饮用。

功 效

滋补肝肾。适宜于高血压肝肾阴虚、日久及阳，症见夜尿多、足凉者。

苏子酒

◉ 原　料

紫苏子200克，白酒1000毫升。

◉ 做　法

紫苏子炒香，研细，浸泡在酒中，盖严，过15日可饮。

> **功　效**
>
> 消痰下气，顺肺止咳。适宜于慢性支气管炎、咳嗽咳痰，高血压舌苔厚腻、痰湿较重、肢体麻木不舒、胸闷胁胀、时有痰鸣者。

地骨皮酒

◉ 原　料

甘菊花、生地黄、地骨皮各600克，糯米5000克，酒曲适量。

◉ 做　法

将甘菊花、生地黄、地骨皮捣碎，加水100升，煎取50升药液，放入糯米煮成饭，冷却后拌入酒曲，入瓮封酿，待熟澄清备用。

> **功　效**
>
> 滋阴降火，清热平肝。适宜于阴虚阳亢型高血压患者饮用。

杞黄酒

◉ 原　料

枸杞子540克，生地黄汁3000毫升，好酒5000毫升。

◉ 做　法

10月上旬采枸杞子，将其与捣好的生地黄汁及好酒同搅匀，盛入瓷瓶内，密封三重，浸21日后备用。

> **功　效**
>
> 滋阴乌发，补肾固精，降压降糖。适宜于糖尿病、高脂血症、高血压、阳痿、早泄、遗精等病症患者。

复方女贞子酒

◉ 原　料

女贞子250克，女贞皮、鸡血藤、何首乌各100克，白酒2升。

◉ 做　法

将上述药研为粗粒，放入干净瓶中，倒入白酒浸泡封口，7日后开启，过滤去渣备用。

功　效

补益肝肾，养血降脂。适宜于高血压、高血脂患者。

 中医成药，高血压患者的"灵丹"

◎ 肝阳偏盛型中成药

1.复方羚角降压片

【成分】羚羊角、桑寄生、夏枯草、黄芩。

【功效】平肝潜阳，佐以清肝。

【主治】肝阳偏盛型高血压。

【剂量】片剂，每片0.35克。

【用法】口服，每次4片，每日2～3次。

【注意】非肝阳上亢型忌用。

2.天麻丸

【成分】天麻、牛膝、玄参、炙甘草、杜仲炭、当归、附子、生地黄、独活、羌活。

【功效】平肝潜阳。

【主治】头晕，耳鸣，头痛，面红目赤，急躁易怒，心悸，健忘，腰膝酸软，头重足轻，舌质红，苔薄，脉弦或弦数。

【剂量】蜜丸，每丸9克。

【用法】口服，每次服1丸，每日2次。

【注意】孕妇遵医嘱服用。

3.降压平片

【成分】珍珠母、地龙、菊花、葛根、黄芩、夏枯草、槐花、桑寄生、淡竹叶、薄荷。

【功效】平肝潜阳。

【主治】肝阳偏盛型高血压。

【剂量】片剂，每片0.3克。

【用法】口服，每次4片，每日2～3次。

【注意】非肝阳偏盛型忌用。

◎ 阴虚阳亢型中成药

1.降压养血冲剂

【成分】珍珠母、野菊花、白芍药、桑葚子、黄芩、地骨皮、白蒺藜、夏枯草、青木香。

【功效】滋阴，平肝，潜阳。

【主治】头晕，头痛，眼花，耳鸣，腰膝酸软，烦躁易怒，肢体麻木，双手抖动，头重脚轻，舌质红，苔薄白，脉弦细。

【剂量】冲剂，每袋10克。

【用法】白开水冲服，每次1袋，每日2～3次。

【注意】非阴虚阳亢型禁用。

2.杜仲降压片

【成分】杜仲、益母草、夏枯草、黄芩、钩藤。

【功效】滋阴，平肝，潜阳。

【主治】头晕，头痛，耳鸣，眼花，肢体麻木，腰酸腿软，双手抖动，舌质红，苔薄白，脉弦细。

【剂量】每片含生药1.781克。

【用法】口服，每次5片，每日3次。

3.杞菊地黄丸

【成分】熟地黄、山药、山茱萸、牡丹皮、茯苓、泽泻、枸杞子、菊花。

【功效】滋阴潜阳。

【主治】头晕，头痛，眼花，耳鸣，腰膝酸软，肢体麻木，头重脚轻，舌质红，苔薄白，脉弦细。

【剂量】蜜丸，每丸9克。口服液，每支10毫升。

【用法】口服，每次1丸，每日2次，或每次1支，每日2次。

【注意】非阴虚阳亢型禁用。

◎ 肝肾阴虚型中成药

1.腐殖酸钠益寿丸

【成分】当归、川芎、白术、泽泻、丹参、生山楂、草决明、茺蔚子、制何首乌、黄精、郁金、荷叶、葛根、腐殖酸钠。

【功效】养心，益肾，补肝。

【主治】肝肾阴虚型高血压。

【剂量】蜜丸，每丸12克。

【用法】口服，每次1丸，每日2次。

【注意】非肝肾阴虚者忌用。

2.复方首乌地黄丸

【成分】旱莲草、地黄、女贞子、何首乌。

【功效】滋肝补肾。

【主治】肝肾阴虚型高血压。

【剂量】蜜丸，每丸3克。

【用法】口服，每次1丸，每日2～3次。

◎ 痰湿中阻型中成药

1.加味二陈丸

【成分】陈皮、半夏等。

【功效】健脾化痰。

【主治】痰湿中阻型高血压。

【剂量】蜜丸，每丸9克。

【用法】口服，每次1丸，每日2～3次。

【注意】阴虚内热患者忌用；孕妇禁用。

2.惊气丸

【成分】苏子、木香、白花蛇、白僵蚕、橘红、天麻、全蝎、南星、人工麝香等。

【功效】祛痰定惊。

【主治】痰湿中阻型高血压。

【剂量】蜜丸，每丸9克。

【用法】口服，每次1丸，每日2次。

【注意】阴虚内热患者忌用；孕妇禁用。

3.脑立清

【成分】生磁石、生代赭石、半夏、生酒曲、冰片、熟酒曲、牛膝、珍珠母、薄荷冰。

【功效】清泻肝火，平肝潜阳。

【主治】头痛，头晕，失眠，多梦，便秘，尿黄，舌质红，脉弦数。

【剂量】水丸，每瓶100粒。

【用法】口服，每次10粒，每日2次。

【注意】孕妇禁用，体弱者慎用。

◎ 中风型中成药

1.苏合香丸

【成分】丁香、苏合香、青木香、安息香、犀角、人工麝香、沉香、朱砂、龙脑等。

【功效】温通开窍，行气止痛。

【主治】中风型高血压病。

【剂量】蜜丸，每丸3克。

【用法】口服，昏迷者可灌服或鼻饲，每次1丸，每日1次。

【注意】孕妇禁用。

2.至宝丹

【成分】犀角、牛黄、玳瑁、龙脑、人工麝香、朱砂、琥珀、雄黄、安息香、金银箔。

【功效】清热开窍。

【主治】中脏腑阳闭证者。

【剂量】散剂，每瓶2克。

【用法】口服，每次2克，每日1次。

【注意】孕妇禁用。

3.安宫牛黄丸

【成分】牛黄、郁金、犀角、黄芩、黄连、雄黄、栀子、朱砂、冰片、人工麝香、珍珠。

【功效】清热解毒，开窍安神。

【主治】中脏腑阳闭证者。

【剂量】蜜丸，每丸3克。

【用法】口服，昏迷者可灌服或鼻饲，每次1丸。

【注意】孕妇禁用。

4.牛黄清心丸

【成分】牛黄、人参、人工麝香、当归、川芎、山药、黄芩、肉桂、麦门冬、白芍药、防风、阿胶、柴胡、羚羊角、冰片、雄黄。

【功效】泻心解毒，开窍熄风。

【主治】中脏腑阳闭证者。

【剂量】蜜丸，每丸3克。

【用法】口服，每次1丸，每日1～2次。神志不清时，用温水将药化开，灌服或鼻饲。

【注意】孕妇忌服。

◎ 其他降压中成药

1.松龄血脉康胶囊

【成分】葛根、珍珠粉等。

【功效】平肝潜阳，镇心安神。

【主治】高血压病头痛、眩晕、急躁易怒、心悸失眠等。

【剂量】每粒装0.5克。

【用法】每次3粒，每日3次，口服。

2.羚角降压片

【成分】羚羊角、夏枯草、黄芩、槲寄生等。

【功效】清热平肝降压。

【主治】肝阳上亢型高血压病。

【剂量】片剂，每片0.35毫克。

【用法】每次4粒，每日3次，口服。

3.复方罗布麻片

【成分】罗布麻叶、硫酸双肼酞嗪等。

【功效】平肝降压。

【主治】头痛、头晕、失眠等肝阳上亢型高血压病。

【剂量】复方。

【用法】每次2片，每日3次，血压降下后日服2片。该药降压效果较好，不良反应较小。

4.六味地黄丸

【成分】山茱萸、怀山药、熟地黄、牡丹皮、泽泻、茯苓。

【功效】滋养肝肾之阴。

【主治】肝肾阴虚型高血压病。

【剂量】大蜜丸，每丸重9克。

【用法】每日3次，每次8粒，口服。

5.清脑降压片

【成分】珍珠母、石决明、何首乌、钩藤。

【功效】平肝，清脑，降压。

【主治】头目眩晕、失眠烦躁、耳鸣耳聋、舌红少苔等肝阴虚、肝火旺的高血压病。

【剂量】片剂，每片0.55克。

【用法】每日3次，每次4片，口服。

6.珍菊降压片

【成分】珍珠母、野菊花、槐米、氢氯噻嗪、可乐定。

【功效】镇静清热降压。

【主治】阴虚阳亢型高血压病。

【剂量】片剂，每片重0.25克。

【用法】每次1片，每日3次，口服。

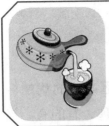

第四节

并发症用药：分型论治有奇效

尽管高血压本身并不危及生命，但高血压最主要的危害在于，长期未经良好控制的高血压会"招来"一系列并发症，如冠心病、糖尿病、高脂血症、脑卒中等，这些并发症是患者生命最大的威胁，轻者造成劳动能力丧失，生活不能自理，生活质量极差；重者可造成死亡。因此，高血压可算得上是"百病之母"。面对种类繁多的高血压并发症，我们该如何正确用药呢？

 ## 高血压并发糖尿病如何用药

选用降压药时必须注意不要使糖代谢恶化，血糖升高。广泛应用的噻嗪类利尿剂如氢氯噻嗪（双氢克尿塞）会恶化糖代谢，对糖尿病不利，不宜选用。许多小复方制剂，例如复方降压片、复方罗布麻片等均含有该药，虽然剂量较小，也必须注意。凡是对糖代谢没有不良影响的降压药都可以应用，例如血管紧张素转换酶抑制剂和钙离子拮抗剂等。尤其前者是伴有糖尿病者的首选降压药，对有尿蛋白者起有利作用。

总之，高血压并发糖尿病时，血管紧张素转换酶抑制剂、血管紧张素Ⅱ受体拮抗剂、α-受体阻滞剂、钙拮抗剂和小剂量氢氯噻嗪最适用。

高血压并发冠心病如何用药

伴有冠心病的高血压病患者情况比较复杂。冠心病的病情轻重不一，有的没有症状，只是心电图有心肌缺血表现，有的有心绞痛，有的则已有心肌梗死，需要区别对待。总的原则是要选用既能降低血压，又不会使冠心病加重（或对冠心病有不利影响）的降压药。例如伴有心肌缺血或心绞痛者，可选用β-受体阻滞剂（如阿替洛尔、美托洛尔或比索洛尔等）或钙离子拮抗剂，这两类药既能降低血压，又能治疗心肌缺血和心绞痛。如有心肌梗死发生史的患者，则应首选β-受体阻滞剂或血管紧张素转换酶抑制剂，这两类药除能降低血压外，尚有防止再次发生心肌梗死的作用。同时伴有左心功能障碍者，血管紧张素转换酶抑制剂可预防继发性心力衰竭，减少发病率；无Q波心肌梗死或心功能良好者可用维拉帕米（异搏定）或地尔硫䓬（恬尔心），但肼屈嗪禁用。

综上所述，高血压并发冠心病的患者可选用钙离子拮抗剂和硝苯地平（心痛定）、地尔硫䓬（恬尔心），或选用β-受体阻滞剂如美托洛尔（倍他乐克），也可选用血管紧张素转换酶抑制剂如卡托普利（开搏通），服用药物时应避免血压降低过快，舒张压最好不低于80毫米汞柱，有心绞痛者慎用。地尔硫䓬（恬尔心）最好不与β-受体阻滞剂合用，如病情需要合用时应减少剂量，并注意心率与心律的变化，心率以不低于55次/分为宜。

高血压并发肾功能损害如何用药

长期高血压会引起肾功能损害；各种肾脏疾病的晚期，肾功能会受损，都会引起高血压。伴有肾功能严重损害的患者，血压一般都较高，降压药的降压效果都不十分理想，往往要同时应用3种降压药物，才能把血压降下来，有的甚至还不能降至适当水平。所以伴有肾功能严重损害的高血压患者是各种高血压患者中最顽固的一种。几种降压药物合用有一定的原则。不同类型的降压药，同类或化学结构虽不属于同一类，但产生的作用相似的两种降压药不能合用。配伍适当能加强降压作用，减少不良反应；配伍不当或配伍错误，不但得不到降压作用的增强，有时还会相互抵消降压效应，加重不良反应。必须由医生根据患者的具体病情选用，患者是没有办法自己选药治疗的。并发肾脏疾病时可选用利尿剂如呋塞米（速尿）和钙离子拮抗剂，慎用保钾利尿剂和血管紧张素转换酶抑制剂。

高血压并发血脂异常如何用药

　　高血压并发血脂异常时，非药物治疗尤为重要，其次是药物治疗，可选用小剂量氢氯噻嗪。α-受体阻滞剂能减少胆固醇并增加高密度脂蛋白。因此，并发血脂异常时可选用血管紧张素转换酶抑制剂以及血管紧张素 II 受体拮抗剂、钙离子拮抗剂、α_1受体阻滞剂。服药同时应少食动物脂肪，慎用利尿剂和 β-受体阻滞剂。

高血压并发痛风如何用药

　　痛风（高尿酸血症）过去很少，近年来随着生活水平的提高和动物性食品的摄入增加，患者逐渐增加。伴有痛风（高尿酸血症）的高血压患者选择降压药时，应避免选用使尿酸升高的降压药。噻嗪类利尿剂如氢氯噻嗪，不仅会恶化糖代谢，还会影响尿酸代谢，使血尿酸升高，不宜选用。其他不影响尿酸代谢的降压药，例如钙离子拮抗剂、β-受体阻滞剂和血管紧张素转换酶抑制剂等都可以选用。

高血压并发支气管炎如何用药

β-受体阻滞剂对哮喘患者不利，会促使哮喘发作，重者会有生命危险。即使是心脏选择性的β-受体阻滞剂，理论上对支气管上的β₂受体不起阻滞作用，但个别敏感者或剂量用得较大时会引起支气管收缩，促发哮喘。所以伴有支气管哮喘者应禁用β-受体阻滞剂。血管紧张素转换酶抑制剂的最常见不良反应是咳嗽。有人调查认为，这一不良反应在中国人中最多见，尤其是女性。它能提高支气管黏膜的敏感性，支气管哮喘患者的支气管黏膜的敏感性本来就较高，应用血管紧张素转换酶抑制剂往往会诱发哮喘，最好也不要应用。钙离子拮抗剂能松弛血管平滑肌，对支气管平滑肌也有一定的松弛作用，对哮喘患者有利，所以应把它作为首选药物。一般哮喘患者心率较快，此时宜选用非二氢吡啶类钙离子拮抗剂，例如地尔硫䓬（恬尔心）有降低心率的作用。二氢吡啶类钙离子拮抗剂（如硝苯地平等）应用后有时会出现心率增加，对心率较快的患者不太适合。

总之，高血压并发支气管哮喘或慢性呼吸道病变时，应首选钙离子拮抗剂或血管紧张素转换酶抑制剂或血管紧张素Ⅱ拮抗剂治疗。

高血压并发左心室肥厚如何用药

高血压伴随左心室肥厚时，除肼屈嗪和米诺地尔外都可应用，血管紧张素转换酶抑制剂和血管紧张素Ⅱ受体拮抗剂加利尿剂最有效。

高血压并发心律失常，室上性心律失常者常用维拉帕米（异搏定）、地尔硫䓬（恬尔心）；室性心律失常者常用β-受体阻滞剂

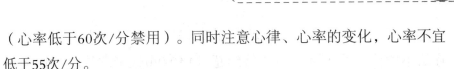

（心率低于60次/分禁用）。同时注意心律、心率的变化，心率不宜低于55次/分。

高血压并发心力衰竭时，血管紧张素转换酶抑制剂如卡托普利（开搏通）以及血管紧张素Ⅱ受体拮抗剂能减少心肌梗死后心力衰竭的发生。可与地高辛、利尿剂如氢氯噻嗪等合用。

高血压并发脑卒中如何用药

脑卒中是中国人主要的致残和死亡因素，比冠心病明显高出4～6倍。因此，有颈动脉斑块的高血压患者或已发生脑卒中的患者应首先降压，血压控制不好时，可同时配以转换酶抑制剂，如培哚普利（雅施达）等或血管紧张素Ⅱ受体拮抗剂，如氯沙坦（科素亚）等或利尿剂，如吲达帕胺（寿比山或纳催离），并联合能协助稳定斑块的降脂药，如他汀类（立普妥、普拉固、舒降之）等，都是可取的。

妊娠并发高血压如何用药

妊娠高血压综合征（妊高征）是妊娠中晚期（20周后）出现的一种特有疾病。其病因复杂，发病机制也不十分清楚，但在病理上已经明确是以全身小动脉痉挛为基础，引起血液循环的外周阻力增大。临床上以血压升高为主要表现，伴有蛋白尿和水肿。因此，有效控制血压是稳定病情、预防发生先兆子痫及子痫、避免对母儿健康造成严重危害的关键。

妊高征是否需要使用降压药，有关专家认为，对此应当根据病情程度而定。如果是轻度妊高征，通过非药物疗法，包括饮食调节（限制食盐）、体位治疗和精神调整等，能够将血压降下来，且稳定不再上升，就不一定非要使用降压药。然而，如果经过非药物疗法不能使血压下降，血压持续超过140/90毫米汞柱时，则无论为何种程度的妊高征，都要给予适宜降压药物治疗，以使血压降至140/90毫米汞柱以下。

在妊高征使用降压药物问题上，有以下几点是不可忽视的：

◎应当认识使用降压药的目的，主要是及时解除血管痉挛，再配合镇静治疗，有效预防心脑血管病的发生。因此，降压药物的选择应以扩张血管药物为首选，如钙拮抗剂、扩血管剂等。

◎所使用的降压药物应当具备既能降低血压，又不影响机体重要器官（心、脑、肾）的血流量，并且药物绝对不能使子宫胎盘血流量减少，对胎儿无明显致畸等不良反应，才是理想的降压药物。

◎一旦血压降到140/90毫米汞柱以下，即为理想目标血压，不必再降得过低，否则可能影响子宫胎盘血流量，对胎儿产生危害。具体用药，请遵医嘱。

老年高血压患者如何用药

老年高血压患者已有器官老化和退行性病变，选择降压药物必须兼顾全身状况，减少其他脏器并发症。所用药物均应从半量开始，观察一段时间无不良反应后再逐渐增加剂量。用药降压幅度亦不宜过大。老年人多有动脉硬化、血管弹性减退的情况，心、脑、肾等重要脏器的血供有赖于一定血压的维持，如果血压骤降，就会导致这些脏器严重缺血，出现并发症。为此，老年高血压患者在选择降压药物时应注意以下几点：

1.利尿剂

利尿剂在降压的同时能减轻心脏前负荷，使用时应注意电解质的平衡和血容量的骤减。将排钾类和潴钾类利尿剂联合应用，使其互补。为了安全起见还应减少利尿剂的用量，如氢氯噻嗪（双氢克尿塞）每日12.5～25毫克和氨苯蝶啶每日25～50毫克搭配。对轻度高血压只用利尿剂即可奏效。近年来应用的吲达帕胺，虽然属于利尿剂，但利尿作用轻微，而扩张血管作用却较显著。该药无上述利尿剂对钾的影响，降压作用可靠，不良反应少，对老年高血压有较好的治疗作用。

2. β-受体阻滞剂

β-受体阻滞剂能扩张外周血管，降低血压，又能降低心肌耗氧量，增加心肌血供，降低心肌收缩力。但该类药物有的有收缩支气管的作用，选用时应兼顾心和肺功能。因老年人常有慢性阻塞性肺疾病，故尽可能不用普萘洛尔（心得安）。必要时可选用美托洛尔（倍他乐克），该药对有慢性阻塞性肺病者影响较少。

3. 钙离子拮抗剂

钙离子拮抗剂具有用药安全、效果确切的特点，特别是近期新型长效制剂（例如氨氯地平，又名络活喜）的开发，更适合于老年高血压的治疗，尤其是伴有冠状动脉痉挛时更适合。

最常用的是硝苯地平（心痛定），对老年人高血压病有较好的治疗作用，但可引起反射性心动过速，故应加以注意。对并发脑卒中的患者则可选用尼莫地平。

非洛地平是唯一的血管选择性与心脏选择性比值大于100的钙离子拮抗剂，这种血管选择性使它只对血管起作用，而对心脏无任何不利影响。它在增加冠状动脉血流量时，不减低心肌收缩力，不降低心脏传导功能。非洛地平的这种特点，使它非常适合于老年高血压伴心脏功能不全的患者。还有其不良反应少、治疗剂量小，患者易耐受、服用方便的特点。

4.血管紧张素转换酶抑制剂

血管紧张素转换酶抑制剂不但降压，还能逆转已经肥厚的心肌和动脉壁，用药安全。部分药物对肾功能可能产生影响，有些还可引起干咳，用药时需注意观察。该类降压药物对老年人高血压同样有效，尤其适用于上述诸药物效果不佳、收缩压较高大于180毫米汞柱、脉压差大、有动脉硬化者。可用卡托普利（开搏通）12.5毫克，每日3次。如与利尿剂合用可使降压作用加强，但易引起低血压，所以应从小剂量开始，以免发生意外。